불안
우울
강박
스스로
벗어나기

불안 우울 강박
스스로 벗어나기

초판 1쇄 2021년 5월 14일

글 지윤채
감수 석인수

펴낸이 원하나
편집 김동욱
디자인 정미영
본문 일러스트 석다혜(much9grace5@gmail.com)
표지 상단 일러스트 정기쁨
출력·인쇄 금강인쇄(주)

펴낸 곳 도서출판 호박
출판등록 2011년 11월 10일 제251-2011-68호
주소 서울시 관악구 남부순환로 1855 통일빌딩 308-1호
전화 070-7801-0317 **팩스** 02-6499-3873
블로그 blog.naver.com/theonebook

ISBN 979-11-85987-10-1 13510

불안
우울
강박
스스로
벗어나기

한의사가 전하는
몸과 마음을 돌보는 법

지윤채 글
석인수 감수

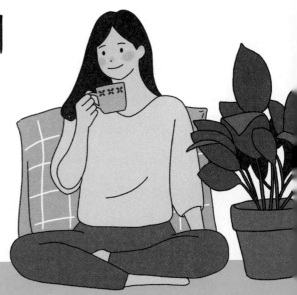

몸과 마음을
스스로 챙기려는
당신에게

현대는 불안의 시대다. 극심한 환경 파괴로 폭염과 폭우, 지진과 홍수, 가뭄과 태풍은 갈수록 빈도가 늘어나고 강도가 세지고 있다. 호주의 불개미 출현, 중국의 메뚜기 떼와 진드기 습격 등 그동안 보기 힘들었던 온갖 이변이 속출한다. 최근에는 신종 바이러스까지 겹쳐 더욱 힘든 상황이다. 환경 오염에 따른 기상 이변이나 또 다른 바이러스의 출현은 더욱 가속화될 확률이 높다. 안타깝게도 불안의 시대는 계속 이어질 것이다.

사회 풍조도 많이 변모하고 있다. 결혼이나 가족계획 같은 삶의 중요한 풍습도 점차 간소화되는 추세다. 연애는 필수, 결혼은 선택이라는 노랫말이 인기를 얻고 출산도 필수가 아닌 시대가 되었다. 전통적인 가치관이 바뀌고 삶의 모든 부분이 변화한다.

4

'혼밥'이라는 단어가 낯설던 시절이 있었다. 사회성이 부족한 사람이 불쌍하게 혼자 밥을 먹는 일이라고 생각했다. 그런데 이제는 오히려 혼밥을 장려한다. 단지 코로나19 때문만이 아니다. 팬데믹이 우리 사회를 바꾸는 듯 보이지만 실상은 예정된 미래를 앞당겼을 뿐이다. 결국 우리는 더욱 외로운 시대를 살아가야만 한다.

사람은 人이다. 두 명이 있어야 온전한 사람이 된다는 뜻이다. 그런데 현대 질병은 사람이 모일수록 전파 속도가 빨라진다. 자연히 사람과 사람 간에 거리 두기를 하게 된다. 문명이 발달하고 사회가 분리될수록 인간은 더욱 외롭고 불안해질 수밖에 없다. 판이 흔들리는 불안 사회에서 살아가야 한다. 불안을 이길 수 있는 방법은 무엇일까? 우울하고 힘든 시간을 어떻게 감당해야 할까? 불면과 강박의 밤을 어떻게 보내야 할까?

나는 자폐증을 가진 아들이 있다. 아들과 함께 살아가야 할 나날을 떠올리면 생각이 끝없이 흩어지곤 했다. 나를 넘어 자식의 문제까지 고민하며 수많은 불안과 우울과 불면의 밤을 보냈다. 박동 소리가 귀까지 들릴 정도로 미친 듯이 두근대는 심장을 부여잡고 내일을 위해 잠을 청해야 했다. 수업 시간에 맞춰 아들을 데리고 서둘러 나가려다 돌아서서 가스 불을 수없이 확인해야 하는 강박증에 시달렸다.

내가 없으면 아들은 어떻게 살아갈까? 나는 편히 눈감을 수 있을까? 불안한 날의 연속이었다. 아무리 염려해도 염려가 없어지지는 않는다. 하지만 답이 보이지 않는 현실에서 내가 할 수 있는 일은 염려밖에 없었다. 삶은 고행이라고 했다. 사람은 누구나 살아가야 한다는 두려움과 염려 그리고 스트레스가 있다는 뜻이다.

염려를 극복하고 다가오는 외로움, 불안, 우울, 강박에서 스스로 벗어날 수 있는 방법은 무엇일까? 우울하다고 다 불행한 것은 아니다. 어두운 우울의 끝에서 또 다른 삶의 방향을 찾을 수도 있지 않을까?

나무는 가뭄이 닥치면 물의 근원을 찾아 깊이 뿌리를 내린다. 다음 태풍을 견디고 이겨 낼 힘을 얻기 위해서다. 흔들리지 않고 피는 꽃은 없다. 어차피 불안, 우울, 강박의 파고를 버텨 가며 인생을 살아가야 한다. 환경이 거칠고 험악할수록 꽃향기는 진해지고 색채도 강렬해진다. 이것이 자연의 법칙이다.

2019년에 출간한 『틱 증상, ADHD, 발달장애 가정에서 치료하기』가 얼마 전 4쇄를 찍었다. 우리나라 부모들은 자식 일에 전부를 거는 경향이 있다. 그래서 사랑하는 만큼 요구도 많아진다. 사랑하지만 동시에 상처도 주고받는다. 그런데 감사하게도 책을 읽고 도움을 받아 아이가 좋아졌다는 말씀을 많이 들었다. 덕분에 이번 책을 시작할 용기를 얻었다.

틱이나 ADHD, 발달장애 아이들은 부모의 노력만큼 좋아지고 발달한다. 그런데 가족 상담을 하면 부모의 불안, 우울, 강박이 아이 심리에 그대로 투영되는 경우를 많이 본다. 나 또한 마찬가지다. 나는 강박이 있는데 아들은 더 심하다. 청결 강박 때문에 씻느라고 시간을 너무 많이 소비한다. 강박은 자폐아이들의 증상 중 하나이기도 하다. 내가 불안하니 아이도 자꾸 만지작거린다. 부모가 아토피가 있거나 피부가 건조하면 아이도 아토피일 확률이 높아진다.

옛날 어린아이들은 모두 손수건을 하나씩 옷에 달고 등교했다. 수업 시간에 콧물을 닦기 위해서다. 그렇게 누런 콧물을 흘리고 다녔어도 자라면서 나았다. 하지만 지금은 비염이나 축농증이 잘 낫지 않는다. 예전에는 여드름이 얼굴에 만개해도 시간이 지나면 나았다. 요즘은 관리해 주지 않으면 흉터가 생기기 쉽다. 스트레스가 심하고 공기가 오염되고 음식이 건강하지 않으니 병이 더 발전적으로 나타난다.

부모가 위암이라고 해도 아이가 반드시 위암을 물려받지는 않는다. 하지만 위가 약한 부모의 체질이 영향을 끼친다고 생각해야 한다. 음식을 조심하고 위 검사를 정기적으로 받아 위암을 피하는 것이 현명하다. 부모가 먼저 자신을 알고 스스로의 문제를 돌아보는 데 도움이 되었으면 하는 마음으로 이 책을 쓰기 시작했다. 결국 부모가 자신을 잘 알고 인정하고 아껴야 아이를 좀 더 폭넓게 이해하고 사랑할 수 있기 때문이다.

요즘에는 자녀 문제와 관계없이 불안, 우울, 강박을 호소하는 사람이 증가하는 추세다. 특히 젊은 층의 비중이 빠르게 늘고 있다. 입시 문제와 교우 관계로 스트레스를 받는 중·고등학생이나, 과중한 전공 공부의 부담과 미래에 대한 불안감으로 힘들어하는 대학생이 많아졌기 때문이다. 우울증을 호소하는 서울대 학생이 50%에 육박한다는 기사를 접한 적도 있다. 비단 서울대만의 문제가 아니다. 적성에 맞지 않는 전공, 취업 스트레스 등 다양한 이유로 누구나 불안, 우울, 강박을 겪을 수 있다.

여기에 팬데믹과 경제 불황에 따른 자영업의 위기와 구직 실패, 빈부 격차 심화 등 다양한 사회적 요인으로 불안, 우울, 강박, 정신 질환 같은 마음의 병이 늘고 있다. 우리 모두는 한 치의 여유도 없는 전쟁터에서 살아가는 셈이다.

우울증은 마음의 감기라고도 한다. 감기는 가벼운 열과 기침으로 시작하지만 제대로 돌보지 않으면 합병증을 유발할 수 있다. 우울증 역시 서서히 사람을 죽음으로 몰아가는 심각한 병이다. 우울증은 본인의 노력만으로 벗어나기가 힘들다. 반드시 전문가의 도움을 받고 상담과 치료를 지속적으로 받아야 하는 병이다.

요즘은 예전보다 정신과 상담의 문턱이 꽤 낮아졌다. 누구나 가볍게 상담과 처방을 받을 수 있다. 다만 약물 오남용은 경계해야 한다. 어떠한 신약이나 한약도 그것만으로는 근본적인 치료에 접근할 수 없다. 고혈압 약이 치료약이 아니라 조절제인 것과 같은 이치다. 고혈압을 온전히 치유하려면 기름지고 짠 음식을 피하고, 규칙적으로 운동하고, 스트레스를 조절하는 등 삶 전체를 관리해야 한다.

불안, 우울, 강박도 마찬가지다. 스스로 몸을 건강하게 가꾸고 마음의 근력을 키워야 한다. 그래야 병에서 벗어날 수 있으며 재발을 막고 행복한 인생을 살아갈 수 있다. 이런 이유로 책 제목을 『불안, 우울, 강박 스스로 벗어나기』로 정했다. 이 책에는 생활에서 쉽게 따라 할 수 있는 건강 관리 방법과 마음의 근력을 키우는 데 필요한 심리 치료법을 담았다. 꾸준히 실천하면 건강한 몸과 마음을 가지는 데 도움이 될 것이다.

항상 응원하고 기도해 주는 남편과 자폐증을 이기면서 힘든 대학원 공부를 감당하고 있는 훌륭한 아들, 엄마 책에 그림을 그려 주는 사랑하는 딸에게 감사를 전한다. 끝으로 내 삶의 모든 여정에 항상 함께하시는 주님께 감사와 영광을 돌린다.

2021년 5월

지윤채

차례

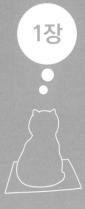

불안, 우울, 강박
이해하기

불안, 우울, 강박, 틱 등 모든 정신 질환의
뿌리는 불안이다. 누구나 피곤하고 면역력이
떨어지면 사고가 부정적으로 돌아가고
불안, 우울, 강박에 빠지기 쉽다.
그러니 정신 건강을 위해서라도 반드시
건강한 음식을 먹고 운동을 해서
체력을 키워야 한다.

불안 장애

　불안은 매우 자연스럽고 당연한 감정이다. 오랫동안 건강하게 생존하기 위해 반드시 필요한 감정이다. 건강에 악영향을 미칠 수 있는 가능성을 감지하여 사전에 예방할 수 있게 하는 반응이기 때문이다. 적당한 불안은 일의 효율을 높이고 동기를 부여하기도 한다.

　불안이 결여된 사람들이 오히려 문제를 겪는 경우도 있다. 위험한 상황에 둔감해지기 때문이다. 하지만 걱정과 공포에 지나치게 짓눌려 불안이 과도해지면 일상생활에 지장을 초래하는 불안 장애가 된다.

　불안과 공포는 정상적인 정서 반응이지만 정상 범위를 넘어서면 정신적 고통과 신체 증상을 느끼게 된다. 불안 장애를 겪는 사람은 쉽게 과도한 불안을 느낀다. 불안을 느끼면 교감 신경이 항진되어 두통, 두근거림, 맥박 수 증가, 소화기 이상 같은 신체 증상이 나타난다. 심해지면 일상생활이 불편해지고 가정, 직장, 학교 등에서 원만한 대인 관계를 맺기도 어려워진다.

불안 장애의 원인

불안 장애를 일으키는 요인은 매우 다양하고 사람마다 다르다. 불안을 느끼는 지점이 제각각이기 때문이다. 정신 질환에서 유발되기도 하고 여러 문제가 중첩되어 생기기도 한다. 불안이나 우울 등의 정서를 담당하는 뇌신경 내 신경 전달 물질이 부족하거나 과다해져도 불안 장애가 생길 수 있다. 타고난 소인이나 뇌의 기능적, 구조적 이상이 원인이 되기도 한다.

또는 사회 심리학적인 측면, 즉 과거 경험과 현재 상황을 해석하는 인지 행동에 문제가 생겨 병적인 불안을 일으키기도 한다. 외상 후 스트레스나 급성 스트레스 장애 등 극심한 정신적 충격 역시 주요 원인 중 하나다.

불안 장애의 증상

범불안 장애

과도한 불안과 걱정이 적어도 6개월 동안 꾸준히 나타나는 상태를 뜻한다. 불안한 느낌이 과도하고 광범위하게 지속되며 다양한 신체 증상을 동반한다. 여자가 남자보다 2배 정도 많이 발병한다.

다음 6가지 증상 중 3가지 이상 해당되면 범불안 장애라고 진단한다.

① 안절부절못하거나 긴장이 고조된 느낌
② 쉽게 피로해짐
③ 정신 집중이 어렵거나 자주 멍해짐
④ 자극에 과민하게 반응함
⑤ 근육 긴장감
⑥ 수면 장애

분리 불안 장애

특정 인물과 떨어져 있을 때 극도의 불안감을 느끼는 증상이다. 주로 아이들에게 많이 나타나는데 보통은 발달 과정에서 생길 수 있는 정상적인 반응이다. 하지만 불안의 정도가 일상생활을 위협할

만큼 심하게 나타난다면 분리 불안 장애라고 볼 수 있다. 예를 들어 혼자 화장실도 못 가고, 엄마가 잠깐 집 앞 슈퍼에 다녀오는 동안에도 계속 전화해 언제 오는지 묻는다면 분리 불안 장애로 진단한다.

분리 불안 장애는 지나치게 밀착된 가족, 아이를 과보호하는 부모, 아이의 의존적인 성향 등이 주원인이다. 동생이 태어난 후 자신에 대한 부모의 관심이 줄어들거나 부부간의 다툼이 심한 경우에도 생길 수 있다. 부모와 오랫동안 떨어져 지내거나 이사, 전학 등 갑자기 환경이 변할 때도 잘 나타난다.

증상이 4주 이상 지속된다면 전문가의 도움이 필요하다. 부모가 아이의 불안을 인정하고 대화를 통해 이별이 발생하지 않는다는 점을 이해시키는 방향으로 치료가 진행되어야 한다.

공포증

특수한 상황이나 대상에게 심한 불안과 공포를 느껴 강하게 회피하려는 증상이다. 만약 피할 수 없다면 불안 증상과 공황 발작까지 나타날 수도 있다. 방치하면 일상생활에 심각한 장애를 초래해 정상적인 사회 활동이 힘들어진다. 공포증의 종류는 매우 다양하다. 사람마다 두려움을 느끼는 대상이 다르기 때문이다. 대표적인 공포증은 다음과 같다.

① **고소 공포증, 광장 공포증**: 장소와 관련이 있다. 고소 공포증은 높은 장소에 있을 때 비정상적인 불안과 공포를 느끼는 상태를 말한다. 광장 공포증은 넓은 장소, 급히 빠져나갈 수 없는 장소, 도움을 받기 어려운 장소나 상황에 공포를 느끼는 증상이다.

② **사회 공포증**: 흔히 대인 공포증이라고도 한다. 남들 앞에서 발표를 하거나, 낯선 사람과 이야기하거나 마주치는 상황을 무서워하는 증상이다. 그중에서도 적면 공포증은 사람들 앞에만 서면 얼굴이 붉어질까 봐 과도하게 두려워하는 마음 때문에 생긴다. 실제로는 붉어지는 사람도 있고 붉어지지 않는 사람도 있다. 적면 공포증은 사람을 상대하고 관계를 맺는 데 공포를 느끼기 때문에 대인 공포증으로 분류한다.

③ **첨단 공포증**: 칼, 바늘 끝, 책상 모서리 등 날카로운 물건을 보았을 때 큰 동요를 느끼는 증상이다.

④ **동물 공포증**: 뱀, 거미, 지네 등 특정 동물이나 곤충에 공포감을 느끼는 증상이다.

⑤ **혈액 공포증**: 피에 극단적이고 비이성적인 공포를 느끼는 증상이다.

공황 장애

공황 장애는 현대인이 많이 겪는 불안 장애 중에서도 가장 격렬한 증상을 보인다. 예기치 못한 극심한 불안과 공포가 온몸을 뒤덮듯이 나타나며 호흡 곤란, 빈맥, 발한, 어지러움 등 자율신경계 증상을 동반한다. 운전이나 회의 도중 또는 비행기를 타고 가다가 바로 그 자리에서 쓰러지거나 죽을 것만 같은 불안이 느닷없이 나타난다. 이때 느끼는 불안의 정도가 사형 집행 직전의 사형수가 경험하는 불안감의 서너 배는 된다고 알려져 있다.

공황 장애에 시달리는 사람은 불안이 엄습하는 순간 자신의 몸과 정신을 제어할 수 없다는 사실에 극도의 공포를 느낀다. 그래서 불안을 느끼는 상황을 죽음보다 더 끔찍하게 생각하며 피하고 싶어 한다.

외상 후 스트레스 장애

충격적인 사건을 경험한 후에 불안함이 지속되는 상태를 뜻한다. 극심한 정신적 외상은 일반적인 스트레스 대응 능력을 압도한다. 따라서 정신적 외상을 겪은 상황이 지나갔음에도 불구하고 계속해서 당시의 충격이 떠올라 공포와 불안을 느낀다. 신경이 날카로워지며 집중력이 떨어지고 수면 장애도 생긴다. 충격적인 사건을 경험한 후 1개월 이상 지났는데도 증상이 지속되고 일상생활에 지장을 초래한다면 외상 후 스트레스 장애로 진단한다.

외상 후 스트레스 장애는 우울증, 약물 및 알코올 남용, 자살 시도와 같은 정신 질환으로 이어질 가능성이 있다. 또한 심장 혈관 질환, 만성 통증, 자가 면역 질환, 근골격 증상 등의 위험성도 증가시킨다.

급성 스트레스 장애

급성 스트레스 장애는 외상 후 스트레스 장애와 마찬가지로 극심한 정신적 외상을 받았을 때 생기며 증상도 유사하다. 다만 외상 사건을 겪은 후 2일에서 4주 이내의 단기간 동안 해리성 증상이 나타나는 경우를 급성 스트레스 장애라고 진단한다. 증상이 1개월 이상 지속된다면 외상 후 스트레스 장애로 진단한다.

해리 증상은 감정적으로 무감각하거나, 자신에게서 분리되어 있다고 느끼거나, 자신이 실체가 아니라는 생각이 드는 증세를 뜻한다. 소위 혼이 빠졌다고 말하는 상태로, 충격을 받아 정신과 육체가 분리된 느낌이다. 주로 심각한 부상, 폭력, 죽음의 위험 등이 원인이다. 타인에게 발생한 사건을 목격하거나 가까운 가족이나 친구에게 생긴 일을 알게 되는 것도 급성 스트레스 장애의 원인이 될 수 있다.

불안 장애의 치료

인지 행동 치료

인지 행동 치료는 가장 효과적인 불안 장애 치료법이라고 할 수 있다. 환자가 가진 불안이 비현실적이라는 사실을 인지시키고 적절히 개입하여 불안을 조절할 수 있도록 돕는다. 범불안 장애·공포증·외상 후 스트레스 치료에 효과적이다.

범불안 장애 치료는 위협적인 상황을 현실적으로 평가하고 대처할 수 있는 능력을 키우는 데 중점을 둔다. 환자에게 평상시 불안감을 유발하거나 경감시키는 생각과 감정을 기록하게 하고 이를 반박하거나 뒷받침하여 인지 왜곡을 교정하도록 돕는다.

공포증 치료는 환자가 가진 사회적 두려움에 대한 인지적 접근을 중요시한다. 치료자의 조언보다 유사한 증상을 겪는 환자의 피드백을 더 잘 받아들이는 경우가 많아서 집단 용법이 매우 효과적이다.

외상 후 스트레스 치료는 안전한 상황에서 심리적 외상 사건에 반복 노출시켜 부적절한 감정을 해결하는 방법을 사용한다. 이때 자신을 둘러싼 환경이 위험하다는 왜곡된 사고를 변화시키는 인지 재구조화 치료를 중점으로 한다.

약물 치료

널리 알려진 항불안 치료제는 벤조디아제핀 계통 약물이다. 불안 장애는 장기 치료를 목표로 한다. 게다가 다른 정신과 질환과 함께 발생하는 경우가 많으므로 병행하여 치료하도록 약물을 처방해야 한다. 또한 벤조디아제핀을 오랫동안 사용하다가 중단하면 금단 현상 같은 부작용이 생길 수 있다.

과거 알코올이나 약물 중독 등을 겪었던 환자는 벤조디아제핀을 남용할 우려가 크고 우울증을 유발할 수 있기 때문에 제한적으로 이용해야 한다. 벤조디아제핀은 효과가 빨라 공황 장애 같은 질환에는 효과가 있다. 하지만 외상 후 스트레스 장애에는 분노 발작 증가와 남용 위험성 때문에 추천하지 않는다.

우울증

우울증은 마음의 감기라고 표현할 정도로 흔한 정신 질환이다. 하지만 방치하면 자기 비하, 무기력, 가족 간 갈등, 학습 능력 저하, 대인 관계 기피, 휴학, 휴직 등 여러 문제를 야기할 수 있다. 심한 경우 자살이라는 극단적인 선택에 이를 수도 있는 뇌 질환이다.

우울증이란 일시적으로 저하된 기분을 뜻하는 말이 아니다. 우울한 기분은 일상생활에서 누구나 느낄 수 있다. 단순한 우울감과 우울증은 엄연히 다르다. 생각, 사고, 의욕, 관심, 수면, 개인 활동 등 몸과 마음의 전반적인 기능 저하가 거의 매일 그리고 온종일 나타나는 경우를 우울증이라고 한다. 전 세계 인구의 2~3%가 우울 장애를 앓고 있다고 조사될 정도로 드물지 않은 질환이다.

우울증의 원인

신체 질환

몸이 아프면 마음도 함께 병든다. 체력이 떨어지니 움직이기 싫어진다. 자연스레 우울감과 무력감도 깊어진다. 우울증의 주요 증상에 피로감이 있는 이유다. 또한 암, 내분비계 질환, 뇌졸중 같은 만성 질환이나 난치성 질환 등 다양한 질병이 우울증을 유발하기도 한다. 병원에 입원한 환자의 20% 이상이 치료가 필요한 우울증을 앓는다는 보고도 있다. 이런 경우는 신체 질환이 치료되면 우울증도 같이 호전될 수 있다. 특히 내분비계 질환은 체력과 심리 질환에 직접 영향을 주기 때문에 반드시 감별 진단이 필요하다.

생물학적 원인

인간의 감정 및 행동을 관장하는 뇌의 신경 전달 물질에 불균형이 생기면 우울증이 올 수 있다. 특히 행복 호르몬이라고도 하는 세로토닌의 분비 저하가 우울증과 관련이 깊다. 그래서 대부분의 항우울제는 선택적 세로토닌 재흡수 억제제(SSRI, selective serotonin reuptake inhibitor)이다. 세로토닌 전구물질은 장에서 만들어진다. 따라서 장 기능이 저하되면 우울증이 발생할 수 있다.

생활 및 환경 스트레스

이혼, 별거, 사별, 실직, 반복되는 구직 실패, 사고, 경제적인 걱정 등 다양한 스트레스가 우울증을 유발하거나 악화시킬 수 있다.

선천적인 기질

우울증은 유전 질환이 아니다. 다만 우울증이 있는 부모나 형제, 친척이 있다면 발병 확률이 높아진다. 실제로 많은 우울증 환자에게서 가족력이 발견되기도 하지만 유전 요인이 40%, 환경 요인이 60% 정도 영향을 주는 것으로 본다.

우울증의 증상

심리 증상은 무력감, 우울감, 부정적인 생각, 자책, 의욕과 흥미 저하, 불면증, 수면 장애 등이다. 신체 증상은 만성 피로감, 두통, 소화 불량, 목과 어깨 결림, 가슴 답답함 등이다. 추가로 학업과 관련된 증상에는 학습 능력 및 집중력의 저하 등이 있다. 우울증이 심하면 망상이나 환각 같은 증세를 동반하기도 한다.

우울증에 걸리면 그동안 우울한 기분을 전환하고 스트레스를 풀기 위해 사용하던 방법들이 더 이상 즐겁지 않게 느껴진다. 그래서 점차 활동 자체를 기피하게 된다. 예를 들어 친구와 수다 떨기, 카페 가기, 영화 보기 등 평소에 하던 취미 생활이 아무 의미가 없다는 생각이 들고 의욕도 사라진다.

우울증의 치료

약물 치료

가장 많이 사용하는 항우울제는 앞서 언급한 SSRI, 즉 선택적 세로토닌 재흡수 억제제이며 항불안, 항경련, 진통 작용을 한다. 뇌에는 약 1,000억 개의 뉴런(뇌신경 세포)이 있고 시냅스를 통해 서로 연결된다. 뉴런은 끝부분에 있는 시냅스 소낭에서 신경 전달 물질을 주고받으며 다른 뉴런과 소통한다. 한 뉴런이 흥분하면 시냅스를 거쳐 다른 뉴런에 전달되는 방식이다.

세로토닌의 재흡수를 억제한다는 것은 1번 뉴런이 세로토닌을 던졌을 때 SSRI가 2번 뉴런에 먼저 가서 결합하도록 만든다는 뜻이다. 그러면 1번에서 분비된 세로토닌은 시냅스 사이에 남게 되고 뉴런 바깥에 세로토닌이 많아져 세로토닌 저하 증상을 완화한다. 이것이 세로토닌 재흡수 억제제가 세포 외 수준의 신경 전달 물질인 세로토닌을 증가시키는 방법이다. 이러한 약물 치료는 2~3주 후에 효과를 빠르게 볼 수 있다는 장점이 있다. 다만 졸리거나 머리가 멍해지는 부작용이 있을 수 있으니 주의해야 한다.

심리 치료

우울증의 주원인은 스트레스다. 성장 과정에서 겪은 견디기 힘든 스트레스가 뇌에 각인되어 영향을 미치기도 한다. 심리 치료는 우울한 감정을 유발하는 기억을 전환하여 편안함과 안정감을 가지도록 하는 방법이다. 현재의 스트레스를 긍정적으로 받아들이거나 다른 방향을 찾도록 도와준다.

또한 심리 치료는 변연계 활동을 정상화하는 데 좋은 방법이다. 뇌에서 감정을 관장하는 부위인 변연계는 대뇌 피질과 시상 하부 사이의 경계에 있다. 감정과 행동, 동기 부여, 기억, 후각 등 다양한 기능을 담당하는 곳이다. 정서적 사건을 겪거나 생존을 위협받는 상황에 놓이면 변연계의 생리적 흥분이 극대화되어 우울증이 심해질 수 있다.

전기 경련 요법

머리에 전류를 보내 경련을 일으켜 치료하는 방법이다. 자살 위험이 높은 경우, 신체 쇠약이 심해 빠른 치료가 필요한 경우, 항우울제와 심리 치료 및 생활의 변화 등 다양한 치료법이 효과가 없는 경우에 사용한다.

반복적 경두개 자기 자극법

경두개 자기 자극의 기술적 원리는 다음과 같다. 우선 코일을 머리 위에 놓고 짧고 강한 전류를 흘려 급격히 변화하는 자기장을 만든다. 자기장은 다시 전기장을 유발해 두피를 자극하고 대뇌 신경 세포를 흥분시킨다. 이를 통해 뇌가 자극되면 흥분성 또는 억제성 효과가 나타난다.

우울증은 편파적인 모습으로 나타난다. 식욕이 과다해질 수도 있고 저하될 수도 있다. 계속 잠을 자는 기면증, 혹은 잠을 못 이루는 불면증으로 나타나기도 한다. 이때 뇌 자기장을 자극하면 흥분은 가라앉히고 억제된 기능은 향상시킬 수 있다. 다만 간질 환자는 경련의 위험이 있고 시술 후 두통이나 통증이 있을 수 있으니 주의한다.

강박증

강박증은 본인 의지와 무관하게 어떤 생각이나 장면이 떠올라 불안감이 생기고 이를 없애기 위해 특정 행동을 반복하는 질환이다. 스스로 원치 않는 강박 사고와 강박 행동이 지속적으로 나타난다.

강박증은 흔히 틱과 혼동하기 쉽지만 발생 원인부터 엄연히 다른 질환이다. 신경 전달 물질을 기준으로 보면 틱은 도파민, 강박은 세로토닌과 관련이 있다. 틱은 도파민이 과잉 분비되어 무의식적으로 근육을 움직이게 되는 질환이다. 근육 경련이나 불필요한 동작과 소리의 반복 등이 주요 증상이다.

반면에 강박은 세로토닌의 분비 저하가 원인이다. 세로토닌이 결여되면 불안감을 느끼게 되는데 반복 행동을 통해 이를 해소하려는 증상이 강박증이다. 예를 들어 어느 날 갑자기 모든 것이 더럽다는 생각이 들어 끊임없이 손을 씻는다면 오염 청결 강박이다.

이처럼 틱과 강박은 대뇌변연계에서 분비하는 뇌신경 전달 물질의 과활성화 혹은 저하 때문에 발생한다. 틱은 무의식적 행동이기 때문에 동작이나 소리가 저절로 나타나는 반면, 강박은 의식적으로 특정 동작을 해야만 하는 증상이다. 틱과 강박은 동시에 오기도 하고 둘 중 하나만 나타나기도 한다.

강박증의 원인

현대 의학에서는 강박증을 뇌 질환으로 정의한다. 세로토닌을 포함한 신경 전달 물질의 이상과 일부 뇌 부위의 과활성화나 저하로 발생하는 질환이다. 생물학적 관점에서는 세로토닌 계열 신경 전달 물질의 전도 문제로 생각할 수 있다. 이 때문에 약물로 세로토닌의 재흡수를 막는 방법을 사용하기도 한다.

신경 해부학적 관점에서 보면 안와 전두 피질, 띠 이랑, 꼬리핵 사이의 회로 문제로 볼 수 있다. 쉽게 말해 어떤 문제가 발생하면 안와 전두 피질은 이를 인식하고, 띠 이랑은 해결책을 제시하고, 꼬리핵은 문제가 해결되었음을 확인한다. 그런데 띠 이랑에서 꼬리핵으로 넘어가는 과정에 문제가 생기면 확인이 제대로 이루어지지 못

한다. 따라서 특정 작업의 처리 여부를 계속 확인하는 강박 장애가 나타난다. 테이프나 비디오의 반복 재생을 생각하면 된다.

또한 스트레스가 극도로 심하면 강박 유사 증상이 나타나기도 한다. 운동선수들이 흔하게 가지는 징크스도 경미한 강박 증세라고 볼 수 있으며 대부분 일시적이다. 실제로 어떤 연구에서는 강박 장애 환자들에게 죽음의 공포를 불러일으키자 강박 증세가 심해졌다고 한다. 이는 죽음의 공포가 직접적인 원인이라기보다는 공포가 불러온 스트레스 때문일 수 있다.

지금까지 살펴보았듯 세부 원인은 다르지만 불안, 우울, 강박, 틱 등 모든 정신 질환의 뿌리는 불안이다. 그래서 한약을 쓸 때는 반드시 체력을 올리고 마음을 강화하는 약재를 사용한다. 누구나 피곤하고 면역력이 떨어지면 사고가 부정적으로 돌아가고 불안, 우울, 강박에 빠지기 쉽다. 그러니 정신 건강을 위해서라도 반드시 건강한 음식을 먹고 운동을 해서 체력을 키워야 한다.

강박증의 증상

강박 장애를 앓는 사람은 타인이 보기에 비정상이라는 생각이 들 만큼 같은 행동을 반복하는 경우가 많다. 강박 장애는 의외로 흔해서 대략 50명 중에 1명이 앓고 있다. 이는 우리나라 사람 중 100만 명, 전 세계로 보면 1억 4,000만 명에 해당하는 수치다.

주요 증상으로는 결벽증, 과도한 손 씻기, 반복 확인, 순서대로 특정 부분 만지기, 숫자 세기 등이 있다. 그중에서도 과도한 손 씻기는 가장 흔한 증상이다. 공용 시설이나 스스로 더럽다고 생각하는 물체를 만진 후에는 반드시 손을 씻거나 닦는다.

다른 사람을 해치는 폭력적 사고, 성행위 관련 사고, 종교적 믿음에 반하는 사고의 반복 등도 흔한 강박 사고 증상이다. 본인만의 순서나 규칙성에 사로잡혀 있거나 불필요한 물건을 버리지 못하고 쌓아 놓는 경우도 많다. 또한 매우 사소한 일까지 하나하나 신경 쓰는 경향이 있다.

강박 장애 증상은 매우 다양하지만 본인 스스로 지나치게 불안한 상태에 놓여 있다는 공통점이 있다. 자신의 행동이나 생각이 불합리하다는 사실을 인지하고 있지만 당장의 불안을 해소하기 위해 강박 행동을 반복한다. 즉, 강박 행동은 계속해서 떠오르는 강박 사고 때문이다. 강박 사고가 떠오르면 불안감이 생기고 이를 가라앉히기 위해 강박 행동을 한다. 문제는 강박 행동의 효과가 일시적이라는 점이다. 따라서 강박 행동의 강도는 점차 강해질 수밖에 없다.

강박 행동은 일종의 예식ritual 행동으로 발전하기도 한다. 쉬운 예로 운동선수의 징크스가 이에 해당한다. 타석에 들어선 후 헬멧을 여러 번 벗었다 써야 하는 야구 선수, 자유투를 던지기 전에 공을 특정 횟수만큼 튕겨야 하는 농구 선수 등이 대표적인 예다. 이 경우는 기능 저하를 일으키지 않으므로 장애라고 볼 수는 없다.

하지만 강박 행동이 심해지면 몇 시간씩 걸리기도 한다. 이처럼 강박 사고와 행동으로 일상생활에 확연한 지장이 생기면 강박 장애로 진단한다. 심한 불안감 때문에 업무나 대인관계에 문제가 생기고, 강박 행동에 지나치게 시간을 허비하기도 한다. 불합리하다는 사실을 스스로 알고 있음에도 강박 사고나 행동을 하지 않으면 불안감이 심해져 눈물이 나고 죽을 것 같다는 사람도 있다. 강박 행동에 시간이 너무 걸려서 집 밖으로 전혀 나오지 못하는 사람까지 있을 정도다.

강박증은 그 자체로 극심한 스트레스를 초래한다. 본인이 원해서가 아니라 강제로 하게 되는 행위이기 때문이다. 강박 행동을 하지 않고 참으면 심각한 불안이 뒤따른다. 강박증의 가장 큰 특징은 반복이다. 그 과정에서 조금이라도 실수가 발생하면 스트레스를 느끼고 처음부터 다시 시작한다. 이처럼 강박 장애 환자는 자신이 만들어 낸 복잡하고 체계적인 원칙에 얽매여서 살아간다.

물론 강박증과 일반적인 생활 습관은 구분해야 한다. 가령 강박증의 일종인 결벽증과 단순히 청결한 생활 환경을 좋아하고 유지하기 위해 노력하는 습관은 명백히 다르다. 후자는 본인 의지로 하는 행동인 반면 전자는 엄연한 질병이다. 질병은 본인 의지만으로는 고치기 힘들다. 대표적인 강박 증상은 다음과 같다.

오염 청결 강박

더러운 것에 오염되는 공포와 걱정이 과도하여 필사적으로 청결을 유지하려 한다. 심하면 샤워를 2~3시간 넘게 하거나 아침에 세수를 1시간씩 하기도 한다. 대변을 보고 나서 두루마리 화장지 하나를 다 사용하는 경우도 있다.

확인 강박

문을 잠갔는지, 가스레인지를 끄고 나왔는지 등을 두세 번 반복해 확인한다.

저장 강박

쓸모없는 물건들을 무조건 모으고 버리지 못한다. 발 디딜 틈조차 없을 정도로 집 안 전체를 물건으로 가득 채운다.

정렬 강박

물건이 제자리에 없거나 바르게 배열되어 있지 않으면 심한 불안을 느끼기 때문에 반복해서 확인하고 정돈한다.

강박증의 치료

인지 행동 치료

강박 장애 치료의 핵심은 사고 전환이다. 이를 위해 우선 강박증의 원인, 의식적 행위, 감정 및 행동 반응의 평가가 선행되어야 한다. 강박 장애 환자는 대체로 병과 관련된 미신이나 비합리적인 추론, 과대 해석 등을 가지고 있다. 잘못된 믿음이 병을 지속시키는 셈이다. 비이성적이며 왜곡된 사고가 병을 악화시키는 원인임을 환자에게 인지시켜 무시할 수 있도록 유도한다.

일반인도 때로는 비합리적이고 불안한 생각과 감정을 반복하는 강박 사고가 생긴다. 그런데 강박증 환자는 뇌의 오작동으로 강박 사고가 훨씬 더 오래 지속된다. 불안감이 갈수록 커져 강박 장애가 되는 것이다. 그저 흔하게 겪는 현상을 뇌의 오작동으로 좀 더 길게 겪을 뿐이라고 생각하며 무시하는 습관이 도움이 된다.

강박증의 인지 행동 치료에서는 노출 및 반응 방지 기법을 사용한다. 불안을 느끼는 상황에 노출시킨 후에 강박 행동을 못 하도록 막는 방법이다. 예를 들어 오염 청결 강박을 보이는 환자에게 다른 사람이 사용한 화장지 등을 손으로 만지게 한 다음 손을 씻지 못하도록 한다. 처음에는 당연히 불안함을 느끼며 힘들어한다. 하지만 꾸준히 치료를 받으며 불안을 야기하는 상황에 익숙해지면 차츰 마음이 안정되고 증상이 호전된다.

약물 치료

앞서 언급했듯 강박증은 세로토닌이라는 신경 전달 물질의 부족과
관련이 있다. 따라서 항우울제로도 쓰이는 선택적 세로토닌 재흡수
억제제를 주로 처방한다. 약물 치료는 빠르면 4~6주, 늦으면 8~16주
내에 효과가 나타나며 증세의 강도에 따라 다르지만 환자의 80~90%
는 증상이 호전된다. 하지만 약물로만 치료하면 70% 비율로 재발한
다는 단점이 있다.

기타 생활 치료

강박 장애가 있다고 해서 외부와 단절한다면 매우 위험한 선택이
다. 오히려 자연스러운 일상생활을 하는 것이 도움이 된다. 치료 시
유산소 운동을 병행해도 좋다. 유산소 운동은 정신 질환 치료에 대체
로 큰 효과가 있다. 특히 장운동을 활성화해 세로토닌 분비를 촉진시
키기 때문에 증상 완화에 효과적이다. 등산이나 빠르게 걷기, 오래 달
리기 등 다리를 움직이는 유산소 운동을 매일 하면 좋다. 또한 변비는
장운동을 둔화시키므로 반드시 고쳐야 한다.

체질에 따른
불안, 우울, 강박 극복하기

사극을 보면 대갓집 마님이 한약을 마시는 장면이 종종 나온다. 마당에서 하녀들이 정성스럽게 한약을 달여 아침저녁으로 대령한다. 지체 높은 마님이 심한 육체노동으로 몸이 상하지는 않았을 테니 아마도 화병을 다스리기 위한 약인 듯하다. 몸은 편안하지만 절제와 인내를 강요당하며 숨죽이고 살아야 하는 현실에서 어찌 속이 편한 날이 있었을까? 그래서 심장의 열을 내리는 치자 물로 색을 낸 부침개를 먹고 화병을 다스리는 한약을 마시지 않았을까 짐작해 본다.

시대가 아무리 변해도 스트레스는 꾸준히 존재한다. 다만 그 모양이 바뀌었을 뿐이다. 환경이 주는 스트레스는 불안, 우울, 강박의 주요 원인이다. 게다가 화병이라는 정식 의학 명칭이 있을 정도로 우리는 화를 안고 사는 민족이다. 그래서 경험 의학인 한의학이 효과적일 수 있다. 화를 내리는 처방도 체질과 증상별로 준비되어 있다. 침으로는 화병으로 막힌 혈자리를 풀어 주고, 한약으로는 체질의 약점을 보완하고, 숙면을 취하게 도와주고, 불안을 진정시키고 체력을 키워서 불안, 우울, 강박을 벗어날 수 있게 해 준다.

소음인

소음인은 선천적으로 겁이 많고 비위가 약하다. 마르고 키가 작고 왜소한 경우가 많다. 여성의 경우 목소리가 작고 체형이 아담하고 체력이 약해 쉽게 피로해진다. 어지러움과 스트레스로 소화 불량, 두통, 복통 등을 자주 호소한다. 소음인은 불안 증상이나 강박증이 있으면 자신에게 더욱 엄격해지고 잘하려 애쓰는 경향이 있다.

소음인에게는 선천적인 약점인 소화 기능을 보강하고 식욕을 돋우는 한약이 도움이 된다. 체력이 좋아지면 긍정적으로 생각하고 스스로 극복해 나갈 수 있다. 소화가 안되는 음식은 되도록 피하고 조금씩 자주 식사한다. 주변에 깊이 공감해 주고 이야기를 들어 주는 사람이 있다면 불안, 우울, 강박에서 벗어나는 데 큰 도움이 된다.

탕약 중에는 평진건비탕平陳健脾湯과 보중익기탕補中益氣湯이 도움이 된다. 평진건비탕은 스트레스 때문에 현저하게 식욕이 저하되거나 조금 먹어도 자주 체하는 경우에 도움이 된다. 또한 오심, 구토, 복부 팽만감, 복통, 설사, 변비 등 소화기 장애와 불면증, 만성 피로감, 두통 등 불안 장애와 우울 증상 개선에 효과적이다.

보중익기탕은 비위를 보하며 원기를 끌어올리는 효능이 뛰어나다. 따라서 비위가 약하고 소화가 잘 안되면서 불안, 우울, 강박 및 공황 장애 증상이 있을 때 많이 쓴다. 온몸이 나른하고 오후마다 미열이 나거나, 가슴이 답답하고 머리가 아프거나, 식은땀이 나고 한기를 느끼거나, 입맛이 없고 숨이 차거나, 말하기 싫어하는 등 체력이 없거나, 변비와 복부 팽만감이 있고 묽은 변을 보는 증상에 효과가 좋다.

소양인

소양인은 정도 많고 눈물도 많다. 웃기도 잘하고 울기도 잘하는 체질이다. 하고 싶은 일이 많고 의욕도 넘쳐서 시작은 잘하지만 마무리가 약한 편이다. 자신을 돌보기보다 주위 환경에 더 많이 신경을 쓰고 산만해 물건을 자주 잃어버리기도 한다. 겉으로는 활발하지만 속으로는 두려움이 많다. 부주의하고 자기중심적인 행동 탓에 주변 관계에서 갈등이 생기기 쉽다. 스트레스를 잘 참지 못하고 한 번에 폭발하기도 한다.

두려움이 많은 소양인은 이미지 트레이닝을 통해 스스로 긍정적인 이미지를 쌓아 가면 좋다. 상체가 실하고 하체가 허약하기 때문에 등산이나 걷기 등 하체 운동을 하면 건강에 도움이 되고 불안·우울·강박 완화에도 효과적이다. 또한 자전거 타기나 에어로빅, 스포츠 댄스 등 활발한 운동도 좋다.

탕약 중에는 보혈안신탕補血安神湯과 조위승청탕調胃升淸湯을 주로 처방한다. 보혈안신탕은 불면, 피로, 두통, 건망증 등이 있거나, 작은 일에도 잘 놀라거나, 입이 마르고 건조하거나, 자주 어지럽거나, 집중력이 떨어지는 등의 불안 증상에 효과가 있다.

조위승청탕은 심폐 기능이 모두 허약한 경우, 잠이 많은 다면증이나 깊은 잠을 못 자는 천면 등 신경 쇠약증이 있는 경우, 대장 기능이 허해서 복부 팽만감이 있으며 대변을 보고도 잔변감이 남아 있는 경우, 심장 기능 저하에 따른 부종이 있는 경우, 기침이나 객담이 있는 경우에 주로 처방한다.

태음인

태음인은 호흡기와 장이 약한 체질이다. 장 기능 저하는 불안, 우울, 강박의 또 다른 원인이 되기도 한다. 환절기에 비염이나 천식 등 호흡기 질환에 걸리기 쉽다. 피부 면역력이 약해 아토피 질환도 잘 걸린다. 자기 생각이 많고 남에게 속마음을 잘 이야기하지 않는 성격 탓에 화병이 생기기 쉽다.

태음인은 탁구, 테니스, 농구, 배구 등 힘주어 때리는 구기 운동을 하면 좋다. 스트레스도 풀리고 면역력과 장 기능 개선에 도움이 된다. 평상시에 채소를 많이 섭취하고 빈속에 물을 많이 마시면 장 건강을 지키고 불안, 우울, 강박을 극복하는 데 효과적이다. 또한 해독 주스가 가장 도움이 되는 체질이다.(해독 주스 만드는 법: 145페이지 참고)

탕약 중에는 청폐사간탕淸肺瀉肝湯과 보심건비탕補心健脾湯이 도움이 된다. 청폐사간탕은 얼굴에 열이 나며 쉽게 화내고 흥분하거나 변비, 구취, 구강 건조 등의 증상과 함께 불안감이 있을 때 효과적인 처방이다.

보심건비탕은 운동 부족으로 혈액 순환이 안되고 노폐물이 정체되어 생기는 불안 신경증이나 과식으로 인한 비만 등에 사용한다. 체력은 있지만 가슴이 답답하고 소화가 안될 때 도움이 된다.

태양인

태양인은 호흡기인 폐 기능이 좋지만 간이 허약한 체질이다. 척추와 허리가 약해 오래 앉거나 서 있지 못한다. 사람 사귀기를 좋아하며 판단력과 사고력, 진취성이 뛰어나다. 남을 공격하기를 좋아하고 일이 잘 안 풀리면 불안 증상과 강박이 심해지는 스타일이다.

마음을 편안하게 하고 간 기능을 도와주는 한약을 쓰면 도움이 된다. 탕약 중에는 산조인탕酸棗仁湯과 육울탕六鬱湯을 주로 처방한다. 산조인탕은 피곤하고 생각이 많아서 잠들 수 없는 증상을 치료한다.

육울탕은 모든 막힌 것을 풀어 주는 처방이다. 기혈이 조화되면 병이 생기지 않고 하나라도 막히면 병이 생긴다. 울이란 뭉쳐서 흩어지지 않는 상태를 뜻하는 말이다. 기가 울체하면 습해지고 담과 열이 생겨 결국 혈액 순환을 가로막는다. 특히 강박이나 공황 장애는 기가 막혀서 생기는 기울증이다. 그러므로 육울탕이 효과적인 처방이다.

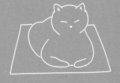

2장

나를 위해
명심할 것들

자신의 감정을 계속 억누르는 사람은
지치게 되고 더 깊은 절망이 찾아올 수도 있다.
사람은 희로애락을 표현하면서 살아야 한다.
감정을 많이 표현할수록 뇌 활성도가 높아진다.
지금 자신의 감정을 온전하게 인정하고
솔직하게 표현해 보자.

불안을
인정하자

불안은 심리적으로 광범위하게 불쾌하고 두려운 느낌이 드는 현상이다. 단순히 마음뿐만 아니라 신체 증상으로도 나타난다. 한의학에서 심장은 단순한 장기가 아니다. 마음과 정서적인 부분을 다 포함한다. 그래서 불안이 시작되면 가슴부터 두근거리는 경우가 많다. 가슴이 두근거리고, 맥박이 빨라지고, 답답하고, 머리가 아프고, 손이나 몸이 떨린다. 소화가 안되고, 변비나 설사 증상이 생기고, 소변을 자주 보고, 안절부절못하고 서성대기도 한다. 누구나 불안을 느끼지만 일상생활에 지장이 생기는 정도라면 불안 장애로 진단한다.

시험에서 아는 문제가 나올 때는 괜찮지만 모르는 문제가 나오면 불안하다. 불안하면 평소에 잘 풀던 문제도 못 풀게 된다. 내가 한의사 국가 고시를 볼 때 전년과 180도 다르게 문제가 출제된 적이 있다. 당시 합격률은 50%였다. 한의사 국시 이래 최대 탈락률이었다. 시험을 아주 열심히 준비한 학생들이 첫 시간에 당황해서 시험을 망치고 다시 1년을 준비해 재시험을 쳐야 했다.

새로운 상황에 대응하고 적응하려면 불안이 생긴다. 그냥 포기하면 불안하지 않다. 고등학교에 시험을 감독하러 간 적이 있다. 시험지를 받자마자 이름만 적고 모든 문제를 찍은 후에 엎드려 자는 아이들이 있었다. 그 아이들은 시험이 불안하지 않다. 불안은 변화된 상황에 적응하기 위해서 애를 쓸 때 나타난다.

불안은 내 마음이 주는 사인이다. 잘 대처하라는 신호다. 불안을 무조건 나쁘다고 생각하지 말고 이해하려 노력해 보자. 인생 자체가 불안하다는 사실을 인정해도 좋다. 불안한 사람은 안정을 추구하지만 안정된 상태는 다시 불안을 가중시킨다. 불안 장애를 심하게 겪은 사람 중에는 모든 것이 안정되었을 때 불안 장애가 다시 찾아왔다고 얘기하는 경우가 많다.

요즘 핫한 직업인 유튜브 크리에이터 중에는 공기업에 취직한 후 모든 상황이 안정되었을 때 불안이 찾아와 전부 내려놓고 여행을 갔다는 사람이 있다. 불안한 상황에서 도전을 선택하자 안정되었다고 한다. 엔도르핀 박사로 유명한 이상구 씨도 자신이 미국에서 제일 잘나가던 시절에 불안 장애가 생겼다고 이야기했다. 멋진

저택, 몇 대의 외제차, 잘되는 병원 등 남들이 부러워하는 모든 것을 가졌을 때 불안이 찾아와서 너무 힘들었다고 했다.

다 가져도 불안하다면 인생은 원래 그렇다고 인정하자. 불안과 친숙해질 필요가 있다. 업무 능력과 불안의 상관관계를 분석해 보면 불안할 때 뇌가 각성되어 더 뛰어난 성과를 낸다. 위험한 장소에서도 불안을 느껴야 안전하게 운전할 수 있다. 그러나 불안이 과해지면 다시 효율이 떨어진다.

누구나 불안하기에 나도 불안한 것이다. 나만 불안한 것이 아니다. 현재 내가 느끼는 불안을 인정하고 긍정적으로 해석하자. 무조건 행복하다고 생각하라는 뜻이 아니다. 긍정이란 있는 그대로를 인정하는 것이다. 불안을 자꾸 확대하지 말자. 현재의 상황과 불안한 자신을 받아들이자. 이것이 긍정이고 치료의 시작이다.

우울을
이해하자

모든 일이 뜻대로 안 풀리고 앞으로의 전망도 불투명하다면 몸도 마음도 지친다. 때로는 몸의 변화가 우울증을 유발하기도 한다. 소아 우울증, 청소년 우울증, 생리 전 증후군, 산후 우울증, 갱년기 우울증, 빈 둥지 증후군 등 몸 상태와 환경에 따라 감정이 움직인다.

우울하다는 느낌을 인간이 가진 자연스러운 감정으로 바라봐야 한다. 피상적인 일과 사람들 사이에서 잠시 벗어나 자신을 돌아보고 자연을 바라보자. 인생을 성찰하고 삶과 죽음을 관조하며 의미 있는 인생을 살아가도록 삶의 방향을 바꾸는 계기로 삼는다면 우울도 다르게 생각할 수 있다.

우선은 자신을 조금 더 긍정적으로 봐야 한다. 과거의 미련과 자책하는 사고, 완벽주의를 버리자. 완벽하지 않은 나를 이해하고 인정하자. 일상에서 자신에게 질문을 던지고 자존감을 높이기 위한 단서를 모아 보자. 그것을 바탕으로 다양한 도전을 계속하고 성취감과 삶의 의미를 찾으면 도움이 된다.

작지만 좋아하는 일, 기분이 좋아지는 일을 하는 것도 좋다. 맛있는 음식을 만들어 먹을 때 기분이 좋아진다면 마트에서 장을 보고 요리를 한다. 요리하기 싫은 날은 좋아하는 음식을 먹으러 식당에 가고, 그마저 싫은 날은 배달을 시켜도 된다.

자신에 대해 잘 생각하고 어떤 상황에서 자신이 존중받고 상처받는지 파악하여 적절히 대처하는 것도 중요하다. 동창회를 다녀온 후에 늘 기분이 안 좋다면 이유를 생각해 본다. 사람 때문이라면 그 사람이 없는 모임으로 축소한다. 음식이나 장소 등 다른 외부 요인이 마음에 안 들었다면 개선을 요구한다. 개선이 어렵다고 생각되면 모임을 피하는 것도 한 방법이다. 자신을 아끼는 작은 노력들이 정신과 신체 건강을 유지할 수 있는 비결이다.

강박이면
어때?

손이 더러워질까 봐 하루 종일 손을 들고 다니는 강박증이 심한 아이가 있다. 그런데 안정이 되면 마치 아무 일도 없었다는 듯 손을 내리고 편안하게 생활한다. 끊임없이 엘리베이터에 집착하는 발달장애 아이도 안정이 되면 엘리베이터에서 벗어난다.

'안 해야지. 안 해야지' 생각하는 것이 아니라 의식이 없어져야 한다. 눈이 자꾸 의식된다면 눈에 이물질이 들어간 상태다. 건강한 상태란 의식하지 않는 것이다. 강박인 자신을 직시하고 그저 웃어 넘긴다면 자연스레 강박증도 웃고 넘어갈 수 있다.

아이가 강박을 겪는다면 강박 생각과 행동을 여유 있게 봐준다. "괜찮아. 엄마랑 아빠도 어릴 때 그랬어."라며 핑곗거리를 만들어 주고 자연스럽게 강박 생각과 행동에서 벗어나도록 도와준다. 어른의 경우는 스스로 그런 자신을 인정하고 '그럴 수도 있지' 하는 마음을 가진다면 도움이 된다.

언젠가는 안 하겠지. 이런 긍정적인 자기 암시도 좋다. 말기 암도 이기는 사람이 있고, 초기 암에도 죽는 사람이 있다. '이 병을 고치면 다시 건강을 잘 관리해야겠다'고 생각하는 사람과 '이 병이 안 나으면 어떡하지? 다 낫고도 재발하면 어떡하지?' 하며 끊임없이 염려하는 사람은 결과가 다를 수밖에 없다. 마음가짐이 생과 사를 결정할 정도인데 강박쯤이야. '그래, 나는 강박이 있어.' 이렇게 인정하면 한결 편해진다. 공부 잘하는 학생 중에 강박증이 있는 경우가 많고 성공한 사업가 중에도 강박증은 꽤 흔하다. '괜찮아. 강박이면 어때?' 이런 생각으로 스스로에게 편안함을 선물하자.

비만한 개를 키우는 집에서 개의 건강을 위해 사료를 줄여서 주었다고 한다. 그러자 어느 순간부터 개가 식구들의 밥을 빼앗아 먹기 시작했다. 끊임없는 식탐과 밥그릇을 뺏기지 않으려는 공격성까지 드러냈다. 그때 훈련사가 와서 첫 번째로 한 일이 바로 맛있는 사료를 잔뜩 밥그릇에 담아 두는 것이었다. 맛있는 밥이 항상 채워져 있으니 식탐을 부리고 가족 밥상에 덤비던 개가 금세 차분해졌다.

사람 마음도 마찬가지다. 강박을 자꾸 치우려고 하지 말자. 마음이 안정되면 하라고 해도 자연스레 하지 않는 날이 올 것이다.

현재에 집중하고
감정에 솔직하자

사람은 현재밖에 살 수 없는 존재다. 모래시계는 현재를 흐를 뿐인데 미래에 시선이 가 있어서 현재를 못 보는 것이 아닐까? 현재의 건강, 일, 학업, 관계, 식사, 요리 하나하나에 좀 더 집중하고 즐기면 미래는 더욱 아름답고 건강할 것이다.

지금 하는 일에만 마음을 두자. 현재에 집중하면 세로토닌 분비를 촉진시켜 불안, 우울, 강박을 극복하는 데 도움이 된다. 밥 먹을 때는 밥만 먹고, 씻을 때는 씻기만 한다. 요리하면서 방 청소나 세탁실의 빨래를 걱정하지 말고 요리 자체에 집중하고 즐기자. 지금 만드는 음식이 주는 맛과 향에 집중하자.

청소를 한다면 청소에 몰입해 깨끗해지는 집을 즐겨 보자. 일이나 공부를 한다면 그 자체에만 집중해 보자. 영어 공부하면서 수학을 걱정하지 말자. 커피를 마신다면 향과 맛 그리고 그 시간을 즐겨보자. 이처럼 조금씩 여유를 가지고 현재에 집중하면 스스로 안정을 찾을 수 있다. 시야가 어두울수록 바로 앞의 한 걸음에 집중하면 더 멀리 갈 수 있다.

이와 함께 현재 자신의 감정을 솔직하게 드러내는 것도 중요하다. 슬프면 슬프다고, 힘들면 힘들다고, 무기력하면 무기력하다고 표현하자.

여성의 평균 수명이 남성보다 긴 이유 중 하나가 바로 타인의 감정에 잘 공감하고 표현하는 능력이다. 드라마나 영화를 보면서 여성은 울고 웃고 욕하고 기뻐한다. 심지어 악역을 연기한 배우를 마주치면 구박하는 경우까지 있다. 그렇게 자신의 감정을 표현하면서 마음을 정화하고 정신 건강을 얻는다.

자신의 감정을 계속 억누르는 사람은 지치게 되고 더 깊은 절망이 찾아올 수도 있다. 사람은 희로애락을 표현하면서 살아야 한다. 감정을 많이 표현할수록 뇌 활성도가 높아진다. 지금 자신의 감정을 온전하게 인정하고 솔직하게 표현해 보자.

몸과 마음을
확인하자

육체와 정신은 동전의 양면과 같다. 불안, 우울, 강박으로 힘들다면 더욱더 몸 건강에 신경 써야 한다. 자꾸 예민하고, 사소한 일에도 짜증이 나고, 불안이 올라온다면 몸과 마음이 신호를 보내는 것이다. 스트레스는 만병의 원인이다. 현대병의 75% 이상이 스트레스와 긴장에서 비롯된다. 과중한 업무량, 술자리, 구직, 환경 공해, 힘든 출퇴근, 바이러스, 전염병 등 개인이 극복해야 하는 스트레스가 갈수록 늘어나는 추세다.

아이부터 학생, 어른까지 현대인은 늘 스트레스 상태다. 스트레스와 긴장으로 몸의 이완이 깨지면 어깨와 목에 만성 통증이 생길 수 있다. 소화 불량과 장 기능 장애, 불안, 우울, 강박으로 발전하기도 한다. 불안이 높고 우울이나 강박으로 힘들다면 스트레스를 잘 관리하지 못했다고 봐야 한다. 피곤한데도 계속하는 게임, 과도한 휴대폰 사용, 불필요한 외부 활동 등 스트레스를 풀기 위한 행동이 오히려 몸과 마음을 더 지치게 하지는 않는지 생각해 봐야 한다.

"건강한 신체에 건강한 정신이 깃든다."라는 유베날리스(고대 로마의 시인)의 조언은 "건강한 신체에 건강한 정신이 깃들도록 하소서."라는 기도에서 시작된 말이다. 마음의 병이 있다면 몸 건강부터 살펴야 한다. 걷기, 요가, 복식 호흡, 사우나, 마사지 등 자신에게 맞는 방법을 찾아 실행한다. 몸이 이완되면 마음도 이완된다.

사람에게는 훌륭한 자연 치유력이 있다. 자연 치유력은 몸의 이완과 밀접한 관계가 있다. 몸이 이완되면 자연 치유력이 높아진다. 어깨가 굳고 등이 아프면 사우나를 가거나 집에서 반신욕을 하거나 가까운 마사지 숍을 방문해 보자. 운동과 스트레칭으로 땀을 흘리고 깊은 호흡으로 긴장을 내뱉어 본다.

어린 시절 다녔던 초등학교에 가 보면 그때 앉았던 책상이 정말 작게 느껴진다. 친구와 올려다보던 담장이 한참 낮아 보인다. 오늘의 스트레스가 지금은 걸림돌이지만 결국은 나를 강하게 하고 인생의 디딤돌이 되어 줄 것이다. 스트레스를 긍정적으로 이해하고 몸과 마음을 이완시키자. 예민하고 자꾸 짜증이 난다면 아무 생각도 하지 말고 일단 쉬자.

긍정의 말이
중요하다

언어에는 강력한 힘이 있다. 사용하는 말에 따라 사람의 관념과 태도가 달라진다. 누가 레몬을 먹는 모습을 보면, 아니 생각만 해도 벌써 입에 침이 고인다. 이는 거울 신경의 반응 때문이다. 타인의 행동뿐만 아니라 감정을 이해하는 일에도 거울 신경이 쓰인다. 거울 신경 세포는 대뇌 피질, 그중에서도 전두엽의 운동 피질과 두정엽의 아래쪽, 그리고 측두엽 앞쪽에 자리 잡고 있다.

무학 대사와 조선 태조 이성계의 유명한 일화가 있다. 이성계가 무학 대사에게 돼지 같아 보인다고 하자 무학 대사는 이성계에게 부처 같아 보인다고 대답한 후 말했다. "돼지 눈에는 돼지가, 부처 눈에는 부처가 보인다." 한마디로 왕을 돼지로 만들어 버린 농담이다.

세상은 내가 보는 대로 보인다. 그런데 이는 자기 자신에게도 해당한다. 그래서 스스로를 긍정적으로 봐야 한다. 과거의 상처와 실패에서 반성할 일만 성찰하고 남은 것은 흘려보내야 한다. 긍정적으로 현재를 보고 미래를 생각하자. 조금 마음에 안 들어도 긍정적으로 해석하고 자주 웃고 잘될 것이라 예언하자.

아이, 어른 누구에게나 긍정적인 말, 희망의 말이 중요하다. 무엇보다 항상 자신에게 긍정적으로 말하고 희망을 이야기해야 한다. 내 말은 내가 제일 잘 듣기 때문이다. 마음에서 작은 울림이 생기도록 "오늘도 수고했다."라고 칭찬해 주자. "잘될 거야."라고 소리쳐 보자. 거울을 보며 자신을 귀하게 여기는 습관을 들이자. 그럼 거울 신경이 반응해 다시 또 나를 사랑하게 된다.

삶에는 웃음이
필요하다

많은 동물 가운데 사람만 웃는다. 짐승도 노여움, 슬픔, 기쁨, 즐거움을 나타낼 줄은 안다. 하지만 기쁨이나 즐거움을 웃음으로 표현하지는 않는다. 간혹 소가 웃는다고 하지만 사람에게 그렇게 보일 뿐이다. 또 '소가 웃을 일'은 말이 안 된다는 비유에 불과하다. 다른 동물은 웃음에 필요한 안면 근육이 발달되어 있지 않을 뿐만 아니라 살아가는 데 웃음이 꼭 필요하지도 않다.

인간 고유의 특징인 웃음은 마음의 긴장이 갑자기 무너지거나, 즐겁거나, 여유가 있을 때 나온다. 놀랍게도 웃음에는 항암 효과가 있다. 웃으면 항체인 T세포와 암세포를 직접 파괴하는 NK세포가 증가한다. 이와 함께 웃음은 마음뿐만 아니라 몸의 긴장도 이완시킨다. 웃으면 혈액 순환이 빨라지고 호흡수가 증가해 산소 공급량이 늘어난다. 이런 이유로 우리 삶에는 웃음이 필요하다.

웃음은 심리적·생리적 반응이다. 심리적 반응에 따른 웃음은 문화마다 다를 수 있다. 예를 들어 영화나 드라마에서 접하는 '미국식 유머'가 우리에게는 우습지 않을 수 있다. 하지만 생리적 반응에 따른 웃음은 일반적으로 누구나 웃을 수 있는 상황일 때 발생한다. 웃거나 장난치는 아이의 모습, 실수하는 어른의 모습, 귀여운 동물의 모습 등을 보면 웃음이 저절로 나오는 것이다. 지능이 높고 지각 반응이 세련된 사람의 웃음은 어느 민족에서나 비슷하게 다채롭다. 어떤 상황의 웃음이든 많이 웃을수록 좋다는 것을 잊지 말자.

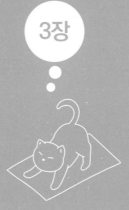

3장

몸과 마음을
편하게 하는
스트레칭과 운동

좌식 생활을 주로 하고 스마트폰이나 컴퓨터를
많이 사용하면 목덜미와 어깨 근육이 경직되고
심리적으로는 우울증이 더 악화될 수 있다.
불안한 마음, 우울한 기분, 강박 증상으로
힘들다면 가벼운 스트레칭과 운동이 도움이 된다.

남녀노소 누구에게나
중요한 스트레칭

식물이 자라기 위해서는 3대 요소가 필요하다. 바로 햇빛, 수분, 영양분이다. 하지만 나무가 크게 자라려면 여기에 바람도 필요하다. 바람이 나무를 흔들어 줘야 성장을 더욱 돕는다. 일종의 스트레칭이다.

사람도 마찬가지다. 엄마 배 속에서 10개월을 웅크리고 있던 아이가 나오면 자꾸 만지고 팔다리를 많이 주물러 주는 것이 좋다. 이것이 성장 체조다. 이때 아이는 방긋방긋 웃으면서 행복해한다. 그런데 아이가 초등학교에 들어간 후에는 잘 만져 주지 않는다. 아이도 점점 원하지 않을뿐더러 스스로 운동할 수 있기 때문이다.

운동선수나 코치들의 이야기를 들어 보면 운동보다도 스트레칭의 중요성을 강조한다. 스트레칭은 유아, 청소년, 어른 모두에게 중요하다. 특히 긴장을 반복하는 현대 사회에서 스트레칭은 혈액 순환을 돕고 몸과 마음을 이완시키는 데 효과적이다.

좌식 생활을 주로 하고 스마트폰이나 컴퓨터를 많이 사용하면 목덜미와 어깨 근육이 경직되고 심리적으로는 우울증이 더 악화될 수 있다. 불안한 마음, 우울한 기분, 강박 증상으로 힘들다면 가벼운 스트레칭이 도움이 된다. 1시간마다 5분씩 스트레칭을 해 보자. 처음에는 약하게 시작하고 익숙해지면 조금씩 횟수와 강도를 올린다. 조금은 강한 스트레칭이 오히려 생각을 비우고 행복감을 더 높이는 데 도움이 된다.

아침저녁으로 틈틈이!
긴장을 풀어 주는 스트레칭

몸을 길게 뻗는 스트레칭

스트레칭을 할 때 숨을 내쉬면서 복부에 힘을 주면 허리가 날씬해지고 기분이 상쾌해진다. 동시에 팔, 어깨, 척추, 배, 가슴, 발, 발목의 긴장이 풀어지고 온몸의 혈액 순환에 도움이 된다.

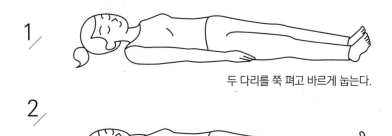

1 두 다리를 쭉 펴고 바르게 눕는다.

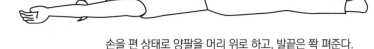

2 손을 편 상태로 양팔을 머리 위로 하고, 발끝은 쫙 펴준다.

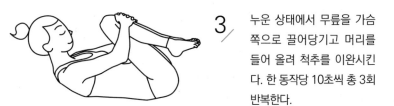

3 누운 상태에서 무릎을 가슴 쪽으로 끌어당기고 머리를 들어 올려 척추를 이완시킨다. 한 동작당 10초씩 총 3회 반복한다.

호흡하며 스트레칭

　적절히 호흡을 조절하며 스트레칭을 하면 몸과 마음이 더욱 편안해진다.

1

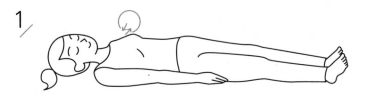

편한 자세로 누워 숨을 크게 들이쉬고 내쉰다.

2

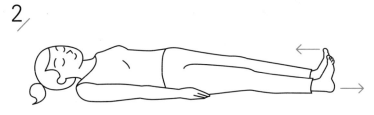

발끝은 머리 쪽으로 당기고, 뒤꿈치는 바깥쪽으로 밀면서
종아리를 스트레칭한다.

3

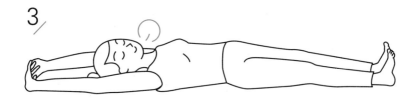

양손을 맞잡아 깍지를 끼고 팔을 머리 위로 쭉 뻗으며 숨을 들이쉰다.

4

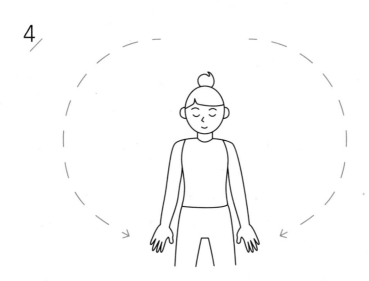

깍지를 풀고 크게 원을 그리듯 팔을 내리면서
숨을 내쉰다. 총 3회 반복한다.

모래시계 스트레칭

인체에서 가장 큰 하수구인 임파선의 순환을 원활하게 해 노폐물 배설을 도와주는 동작이다. 척추를 바르게 하고 근육의 피로를 풀어 주어 숙면에 도움이 된다.

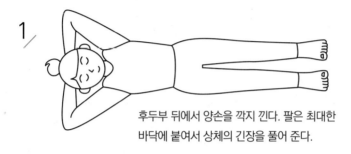

1

후두부 뒤에서 양손을 깍지 낀다. 팔은 최대한 바닥에 붙여서 상체의 긴장을 풀어 준다.

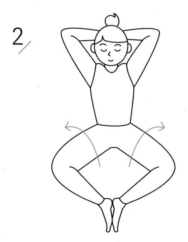

2

두 발바닥을 붙이며 무릎을 벌려 엉덩이의 긴장을 풀어 준다.

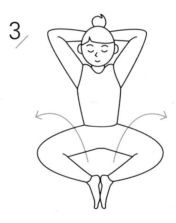

3

두 발바닥을 최대한 엉덩이 쪽으로 당기며 허벅지 안쪽 서혜부를 스트레칭한다. 30~40초 정도 유지한다.

다리 스트레칭

처음에는 효과를 크게 느끼지 못할 수도 있지만 등과 허리의 긴
장을 풀기에 좋은 자세다.

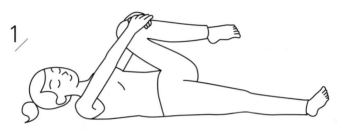

한쪽 무릎을 구부려 땅기는 느낌이 들 때까지
부드럽게 가슴 쪽으로 당긴다. 30초 정도 유지한다.

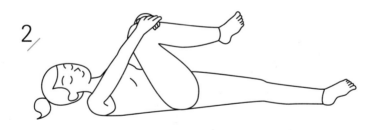

반대쪽 다리로 같은 자세를 취한다. 30초 정도 유지한다.

목 스트레칭

잘못된 자세로 목에 무리가 가면 두통과 빈혈, 우울증의 원인이
된다. 스트레스로 고통받던 사람이 목을 교정한 후 불안, 우울 등의
증상이 개선된 경우가 많으니 목 스트레칭에도 신경을 쓰자.

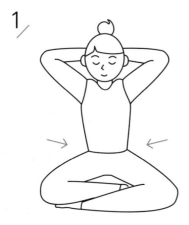

1

아랫배에 힘을 주며 정면을 보고
앉아 후두부에서 깍지를 낀다.

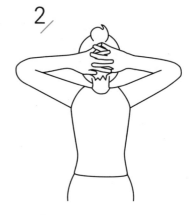

2

양 팔꿈치를 수평으로 편 다음
머리를 뒤로 밀고 손은 앞으로
민다. 천천히 열을 센다.

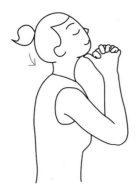

3

가슴 앞에 엄지를 모으고 양손을 깍지 낀다.
팔을 모은 다음 턱 아래 옴폭한 곳을 양 엄지
로 지지하면서 머리를 천천히 뒤로 젖힌다.
열을 센 다음 정면으로 돌아온다.

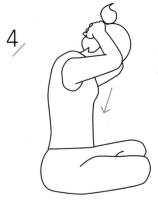

4

뒤통수에 깍지를 끼고 고개를 앞으로 숙여서 하복부를 바라보며 뒷목을 스트레칭한다. 열을 센 다음 정면으로 돌아온다.

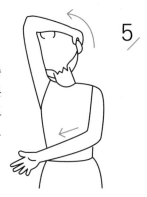

5

오른팔을 등 뒤로 돌린다. 왼손으로는 오른쪽 귀의 윗부분을 잡아 왼쪽으로 기울인다. 오른쪽 어깨의 힘을 빼고 오른쪽 목 전체를 스트레칭한다. 열을 센 다음 정면으로 돌아온다. 2회 반복한다.

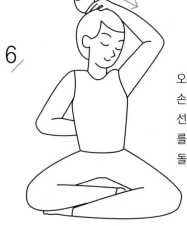

6

오른팔을 등 뒤로 돌린 상태에서 왼손으로 정수리 뒷부분을 잡고 대각선으로 머리를 숙여 왼쪽 겨드랑이를 바라본다. 열을 센 다음 정면으로 돌아온다. 2회 반복한다.

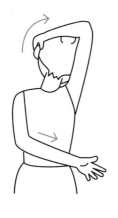

7 반대로 왼팔을 등 뒤로 돌린다. 오른손으로는 왼쪽 귀의 윗부분을 잡아 기울인다. 왼쪽 어깨의 힘을 빼고 왼쪽 목 전체를 스트레칭한다. 열을 센 다음 정면으로 돌아온다. 2회 반복한다.

8 왼팔을 등 뒤로 돌린 상태에서 오른손으로 정수리 뒷부분을 잡고 대각선으로 머리를 숙여 오른쪽 겨드랑이를 바라본다. 열을 센 다음 정면으로 돌아온다. 2회 반복한다.

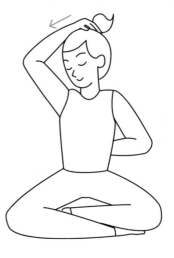

어깨 스트레칭

스마트폰을 만지는 시간이 늘면서 거북목으로 고통받는 사람도 늘고 있다. 이런 증상으로 어깨가 긴장되면 교감 신경의 긴장도도 높아진다. 어깨의 긴장을 풀어 주기 위한 스트레칭을 소개한다.

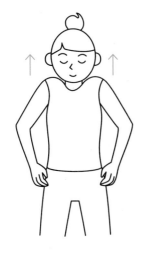

1

양어깨를 귀 쪽으로 천천히 들었다가 내린다. 어깨에 긴장이나 피로감이 자꾸 느껴진다면 이 동작을 자주 하자.

2

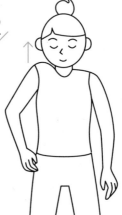

한쪽 어깨를 올린 채 3~5초 정도 유지한 후 내린다. 반대쪽 어깨도 동일하게 동작한다.

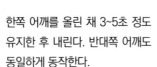

3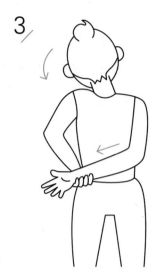

왼쪽으로 머리를 기울이고, 왼손으로는 등 뒤에서 오른 손목을 잡아 왼쪽으로 당긴다. 10초 동안 유지한다.

4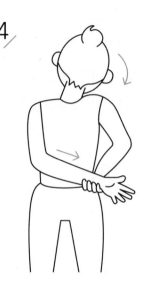

오른쪽 귀가 오른쪽 어깨를 향하도록 머리를 기울이고, 오른손으로는 등 뒤에서 왼 손목을 잡아 오른쪽으로 당긴다. 10초 동안 유지한다.

5

다시 양어깨를 귀 쪽으로 올려 5초 동안 유지한 후 천천히 아래로 내리면서 긴장을 풀어 준다.

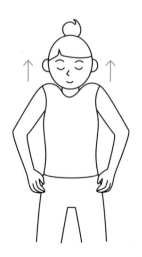

상체 스트레칭

상체의 힘을 빼야 몸 전체의 힘도 뺄 수 있다. 불안으로 교감 신경이 항진되면 심장 박동이 빨라지면서 상체의 긴장도가 함께 올라간다. 팔을 돌리면서 내가 모르는 무의식의 긴장을 풀어 준다.

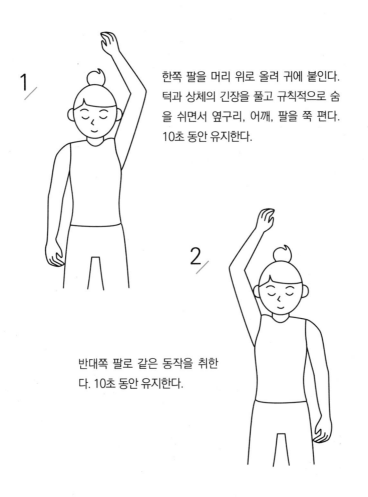

1 한쪽 팔을 머리 위로 올려 귀에 붙인다. 턱과 상체의 긴장을 풀고 규칙적으로 숨을 쉬면서 옆구리, 어깨, 팔을 쭉 편다. 10초 동안 유지한다.

2 반대쪽 팔로 같은 동작을 취한다. 10초 동안 유지한다.

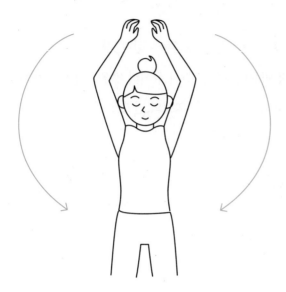

3

양팔을 머리 위로 올렸다가 바깥쪽으로 크게 원을 그리며 내린다. 3회 반복한다.

4

양팔을 내린 상태에서 바깥쪽으로 크게 원을 그리며 올린다. 3회 반복한다.

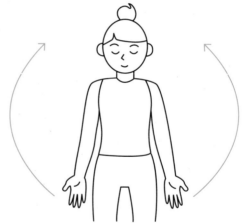

옆구리 스트레칭

인체의 옆구리에는 간담 경락이 흐른다. 옆구리 스트레칭을 자주 하면 근육의 긴장이 풀리고 피로 회복에도 도움이 된다. 또한 장군의 장기라고 불리는 간담의 도움을 받아 다시 시작할 수 있는 용기를 북돋울 수 있다. 아래 동작을 총 3회 반복한다.

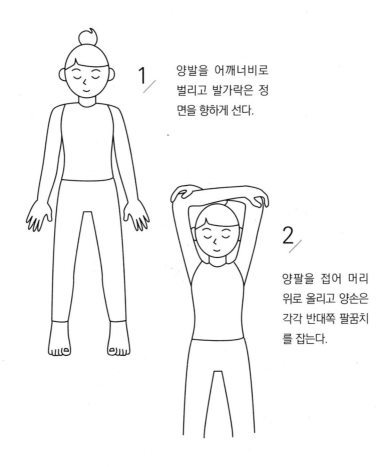

1 양발을 어깨너비로 벌리고 발가락은 정면을 향하게 선다.

2 양팔을 접어 머리 위로 올리고 양손은 각각 반대쪽 팔꿈치를 잡는다.

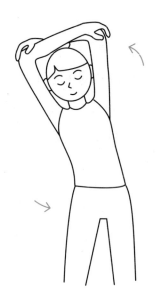

3

아랫배에 힘을 주면서 엉덩이는 왼쪽으로 밀고 상체는 오른쪽으로 숙인다. 왼쪽 옆구리 전체에 땅기는 느낌이 들도록 천천히 10까지 센다.

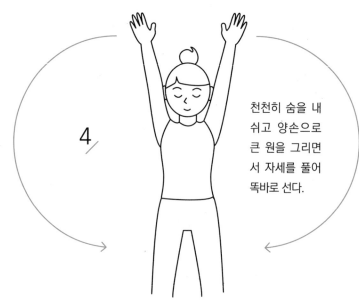

4

천천히 숨을 내쉬고 양손으로 큰 원을 그리면서 자세를 풀어 똑바로 선다.

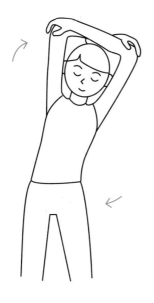

5

동작 2와 반대쪽 팔꿈치를 잡는다. 아랫배에 힘을 주면서 엉덩이는 오른쪽으로 밀고 상체는 왼쪽으로 숙인다. 오른쪽 옆구리 전체에 땅기는 느낌이 들도록 천천히 10까지 센다. 동작 4로 마무리한다.

인체에 중요한 장기일수록 많이 굽어져 있다. 뇌와 장이 그렇다. 장 기능이 떨어지면 설사와 변비를 반복하고 식후에 변의를 자주 느낀다. 축적되는 숙변의 무게가 10kg 이상인 사람도 있다. 복부 팽만감과 피로감이 지속된다면 평상시 빈속에 물을 씹어서 마시고 채소를 많이 섭취한다. 스트레칭과 복부 마사지를 많이 하는 것도 도움이 된다.

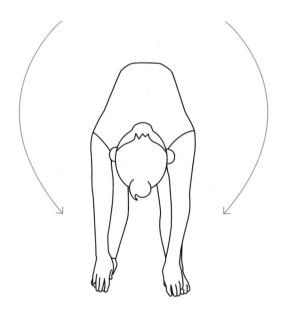

1 양발을 어깨너비로 벌려 11자가 되도록 똑바로 선 후 천천히 허리를 굽혀 바닥을 집는다. 천천히 10까지 센다.

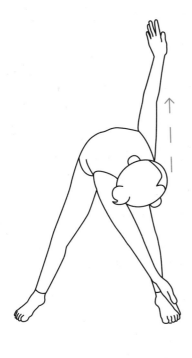

2

양발을 어깨너비의 두 배로 벌린
후 오른 손등을 왼쪽 새끼발가락
끝에 대고 왼손은 뻗는다. 천천히
10까지 센다. 눈은 왼손을 따라간
다. 동작 후 정면으로 선다.

3

2와 반대 방향으로
동작한다.

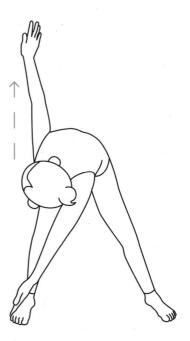

종아리 스트레칭

 종아리는 제2의 심장이라고도 한다. 심장에서 나온 혈액이 다시 돌아갈 때 종아리 근육의 도움을 받는다. 나이가 들어 혈관의 탄력성이 떨어지면 하지 정맥류가 생기기도 한다. 물이 흐르다가 웅덩이를 만나면 고였다가 가듯이, 하지 정맥류가 생기면 몸 전체의 혈액 순환에도 좋지 않은 영향을 끼친다. 그래서 좌식 생활을 오래 하는 현대인에게는 종아리 스트레칭이 매우 중요하다.

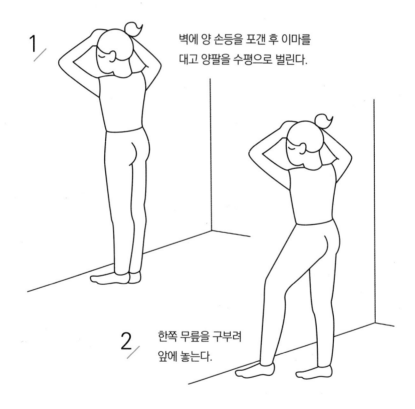

1 벽에 양 손등을 포갠 후 이마를 대고 양팔을 수평으로 벌린다.

2 한쪽 무릎을 구부려 앞에 놓는다.

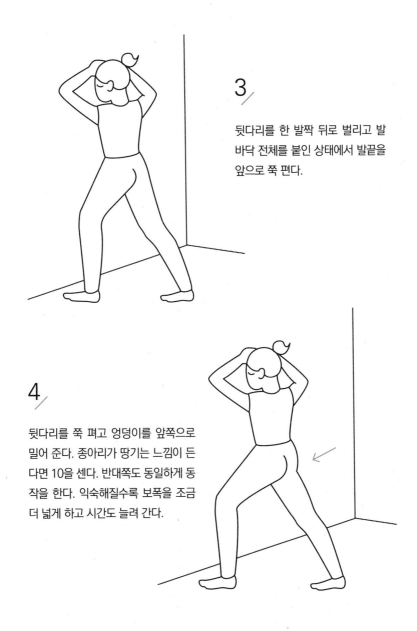

3

뒷다리를 한 발짝 뒤로 벌리고 발
바닥 전체를 붙인 상태에서 발끝을
앞으로 쭉 편다.

4

뒷다리를 쭉 펴고 엉덩이를 앞쪽으로
밀어 준다. 종아리가 땅기는 느낌이 든
다면 10을 센다. 반대쪽도 동일하게 동
작을 한다. 익숙해질수록 보폭을 조금
더 넓게 하고 시간도 늘려 간다.

수건을 이용한 스트레칭

수건을 활용하면 몸에 적당한 힘을 더해 스트레칭 효과를 높일 수 있다. 수건을 이용해 목과 어깨의 긴장을 풀어주는 스트레칭이다.

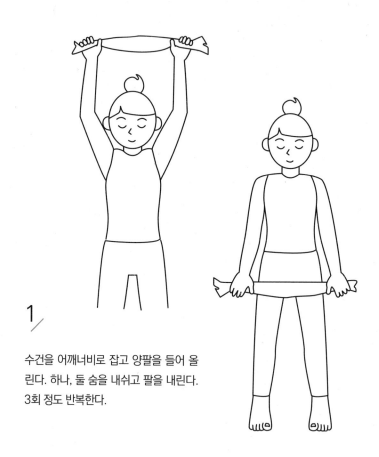

1

수건을 어깨너비로 잡고 양팔을 들어 올린다. 하나, 둘 숨을 내쉬고 팔을 내린다. 3회 정도 반복한다.

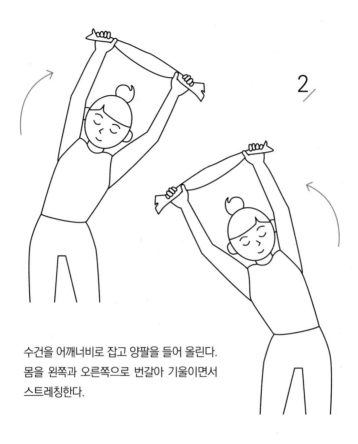

2

수건을 어깨너비로 잡고 양팔을 들어 올린다.
몸을 왼쪽과 오른쪽으로 번갈아 기울이면서
스트레칭한다.

문을 이용한 스트레칭

문을 활용하면 몸의 자세를 잡아 줘 스트레칭에 도움이 된다. 팔과 가슴의 긴장을 풀어 주는 스트레칭이다.

1

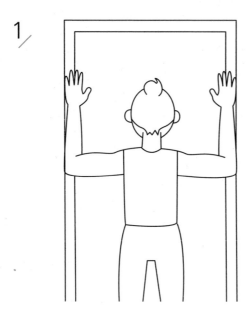

문의 중간에 선 후 양팔을 어깨 높이로 올려 양쪽 문틀을 짚는다.

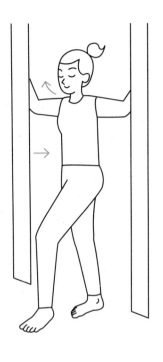

2

아랫배에 힘을 주며 턱은 약간 들고 양 무릎은 살짝 굽힌다. 그 상태에서 왼발을 반걸음 앞으로 내민다. 10초 동안 유지한다.

3

발을 바꿔 같은 자세를 10초 동안 유지한다. 팔과 가슴에 땅기는 느낌이 들 때까지 반복한다.

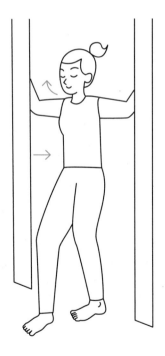

벽을 이용한 스트레칭

벽을 활용하는 스트레칭 역시 몸의 자세를 잡아 주기에 효과적이다. 목과 어깨, 등, 다리의 긴장을 풀어 주는 스트레칭이다.

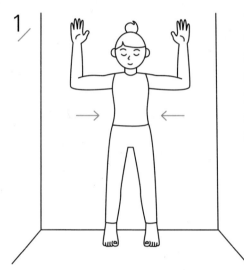

양발을 어깨너비로 벌리고 머리, 몸통, 발을 벽에 댄다. 아랫배에 힘을 주고 눈은 정면을 바라본다. 양팔을 'ㄴ' 자 모양이 되도록 구부리고 손끝은 쫙 편다. 천천히 10까지 센 후 팔을 내려 잠시 쉰다. 3회 반복한다.

머리, 상체를 벽에 밀착시켜 앉는다. 양팔을 'ㄴ' 자 모양이 되도록 구부리고 손끝은 쫙 펴고 벽에 붙인다. 천천히 10을 센 다음 팔을 내린다. 3회 반복한다. 거북목 교정과 등 근육 스트레칭에 좋은 동작이다.

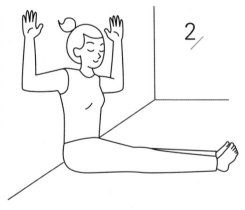

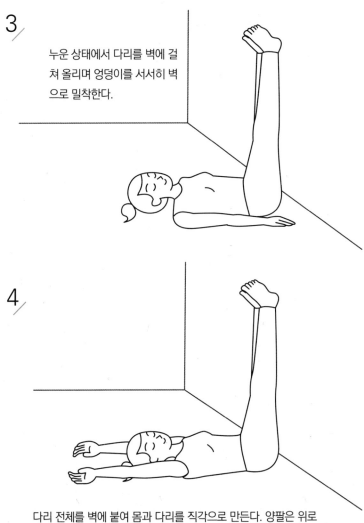

3

누운 상태에서 다리를 벽에 걸
쳐 올리며 엉덩이를 서서히 벽
으로 밀착한다.

4

다리 전체를 벽에 붙여 몸과 다리를 직각으로 만든다. 양팔은 위로
뻗는다. 엉덩이를 벽에 붙이기 힘들다면 조금 떨어뜨려도 괜찮다.

5

벽에 다리를 올려 발뒤꿈치를 벽에 대고 서혜부가 당기는 느낌이 들 때까지 천천히 양다리를 벌려 준다. 30초 동안 유지한다.

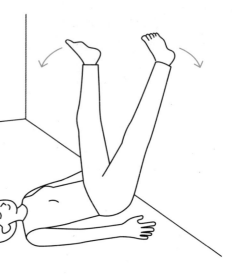

6

다리를 중앙으로 모은 후 양 무릎을 모아 가슴 쪽으로 당기고 쉰다. 4~6번 동작을 총 3회 반복한다.

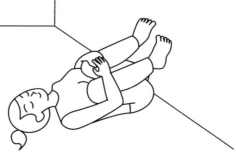

뇌를 살리는
운동

불안, 우울, 강박 등 정신적인 문제는 대뇌, 특히 전두엽과 많은 연관이 있다. 자폐증을 가진 아이 대부분은 소뇌가 작고 뇌와 신체의 운동 협응력이 떨어진다. 그래서 운동을 많이 해 소뇌 기능을 향상시키면 전반적인 발달에도 도움이 된다.

치매 예방과 치료에도 운동이 큰 도움이 된다는 연구가 많다. 불안, 우울, 강박, 불면증 같은 정신적인 문제도 스트레칭과 뇌 기능을 향상시키는 운동을 꾸준히 하면 스스로 극복하는 데에 도움이 된다.

걷기

하루 30분 이상 햇볕을 받으면서 걸으면 좋다. 생각을 비우고 자연을 바라보며 산책을 해 보자. 둘레 길, 호수 길, 동네 길 어디든 좋다. 조용하고 한적한 길도 좋고 사람이 많은 시장을 걸어도 좋다.

생각을 비우고 걷는 것을 걷기 명상이라고 한다. 철학자 칸트는 일정한 시간에 걷는 것으로 유명하다. 주변 사람들이 칸트를 보고 시계를 맞췄을 정도로 일정한 시간에 산책을 했다. 칸트는 걷기를 통해 자신의 생각을 정리하고 몸과 뇌의 건강을 지키고자 노력했다.

어느 마을에는 "걸으면 살고 누우면 죽는다."라는 문구가 있다. 걷다 보면 뜻밖의 아이디어가 떠올라 문제가 해결되기도 한다. 걸으면 기분이 전환되고 집중력과 학습 능력이 향상된다. 호흡기가 약하고 땀이 많이 나는 태음인은 오후에 걸으면 더 좋다. 가끔씩 안전한 길에서는 뒤로도 걸어 본다. 평소에 사용하지 않던 근육을 움직여 뇌를 각성시키는 효과가 있다. 앞으로 뒤로 옆으로 자꾸 걸어 보자. 생각을 비우고 걷자. 그럼 오늘 행복할 수 있다.

요가

요가는 결합하다는 뜻의 유즈Yuj라는 말에서 시작된 운동이다. 정신, 육체, 영혼을 하나로 묶고 연결한다는 뜻이다. 요가는 뭉쳐 있던 근육을 풀어 주고 혈액 순환이 잘되도록 도와준다. 유연성이 증가하고 몸의 밸런스가 좋아진다. 또한 스트레스가 감소하고 절제력이 향상된다.

요가는 몸으로 하는 명상이다. 생각을 비우고 동작을 충실하게 따라 하다 보면 잡념이 사라지고 집중력이 좋아진다. 수련을 마친 후 개운한 느낌과 함께 행복감이 찾아온다. 또한 전신 운동이기 때문에 척추와 뇌를 비롯해 온몸의 혈액 순환이 좋아지고 자세가 반듯해진다. 비뚤어진 자세는 뇌와 척수액의 순환을 방해하고 불안, 우울, 강박에 악영향을 끼친다. 요가를 꾸준히 하면 우울증을 치료하고, 만성 통증을 완화하며, 스트레스를 줄이고, 면역력을 강화하는 데 도움이 된다.

수영

사람은 잉태되는 순간부터 엄마 배 속 양수에서 자란다. 물은 사람의 근본이다. 그런데 힘을 빼지 않으면 절대로 물에 뜰 수 없다. 숨을 참고 힘을 빼야 한다. 그래서 생각을 비우는 데 수영만큼 좋은 운동이 없다. 물에 대한 두려움이 있다면 아쿠아로빅도 좋은 방법이다.

수영이나 아쿠아로빅은 몸에 무리를 주지 않는다는 장점이 있다. 부력으로 몸무게 충격이 줄어들기 때문이다. 무릎과 척추의 부담은 최소화하고 운동 효과는 최대치로 올릴 수 있다. 또 수영을 하면 근육을 길게 늘일 수 있다. 긴장의 연속인 일상생활에서 굳어지고 수축된 근육을 이완시키는 데 도움이 된다.

수영을 하면 자세도 좋아진다. 현대인의 고질병인 거북목과 굽은 등을 자연스럽게 교정할 수 있다. 수영 중에서도 배영이 제일 좋은 영법이다. 어깨를 뒤로 넘기고 몸에 힘을 빼고 배영을 해 보자. 머릿속을 비우고 온몸을 이완시키는 데 좋다.

체조

체조는 언제 어디서나 쉽게 할 수 있다. 몸을 움직일 수 있는 최소한의 공간만 있으면 된다. 날씨가 춥든 덥든 눈비가 오든 상관없이 할 수 있다. 시간이 없다면 짬짬이 체조를 하자. 5분씩 6회도 좋고 10분씩 3회도 좋다. 하루에 딱 30분만 꾸준히 해 보자. 거울을 보면서 바른 자세로 하면 더욱 좋다.

제자리걸음

눈을 감고 제자리걸음을 하라면 엉뚱한 곳에 가 있는 사람들이 많다. 그만큼 한쪽으로 치우친 생활을 하는 사람이 많다는 뜻이다. 거울을 보고 제자리에서 팔을 앞뒤로 흔들며 걸어 보자. 거울이 없어도 최대한 바른 자세로 걸어 본다. 아랫배에 힘을 주고, 가슴을 펴고, 턱을 살짝 들고, 팔은 의식적으로 뒤로 당기는 느낌이 들도록 흔들며 걷는다.

날씨가 궂어 나가기 싫거나 생각이 많아 괴로운 날이면 제자리걸음을 해 보자. 일단 일어나서 팔을 흔들며 5분씩 6회나 10분씩 3회로 나누어 제자리걸음을 하다 보면 머리가 맑아지고 건강에도 도움이 된다.

맨손 스콧(squat, 스쿼트)

체력을 단련하는 동작이다. 처음에는 힘들겠지만 꾸준히 하면 몸과 마음이 튼튼해지는 것을 느낄 것이다.

양팔을 어깨 높이로 올려 앞으로 나란히 하거나 살짝 팔짱을 끼듯이 걸친다. 다리는 어깨너비만큼 벌리고 선다.

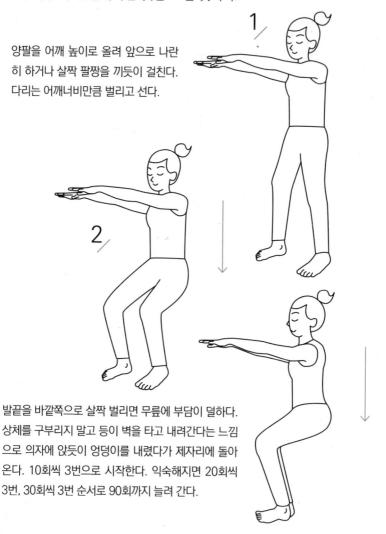

발끝을 바깥쪽으로 살짝 벌리면 무릎에 부담이 덜하다. 상체를 구부리지 말고 등이 벽을 타고 내려간다는 느낌으로 의자에 앉듯이 엉덩이를 내렸다가 제자리에 돌아온다. 10회씩 3번으로 시작한다. 익숙해지면 20회씩 3번, 30회씩 3번 순서로 90회까지 늘려 간다.

뼈를 튼튼하게 하고 하체의 혈액 순환을 도와준다. 잘되면 두 번 뛰기나 뒤로 뛰기도 해 보자. 줄이 없어도 줄이 있다고 상상하고 하면 된다.

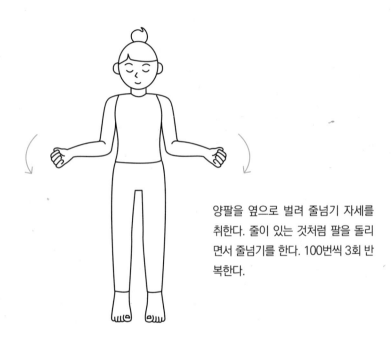

양팔을 옆으로 벌려 줄넘기 자세를 취한다. 줄이 있는 것처럼 팔을 돌리면서 줄넘기를 한다. 100번씩 3회 반복한다.

팔 벌려 뛰기

전신 유산소 운동이다. 10회, 20회, 30회 점차 숫자를 늘리면서
한다.

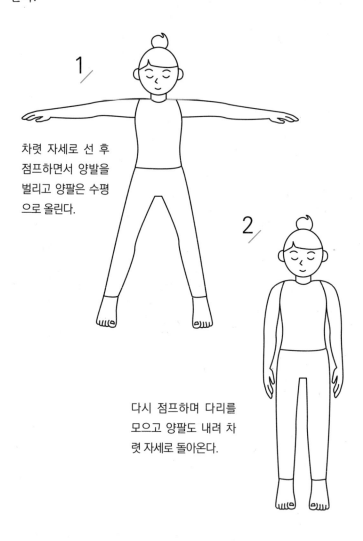

1

차렷 자세로 선 후
점프하면서 양발을
벌리고 양팔은 수평
으로 올린다.

2

다시 점프하며 다리를
모으고 양팔도 내려 차
렷 자세로 돌아온다.

3

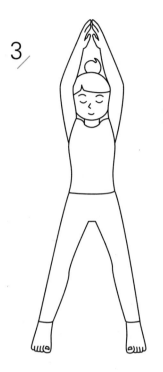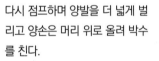

다시 점프하며 양발을 더 넓게 벌리고 양손은 머리 위로 올려 박수를 친다.

4

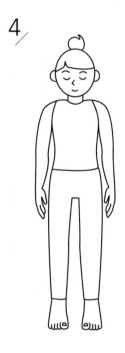

다시 점프하며 다리를 모으고 양팔도 내려 차렷 자세로 돌아온다.

뒤꿈치 들기

혈액 순환을 원활하게 하고 하지 정맥류를 예방하려면 종아리가 튼튼해야 한다. 날마다 짬짬이 뒤꿈치 들기를 해서 종아리 근육을 강화하고 심장의 부담을 덜어 주자. 심장을 강화하고 마음이 편안해지는 데 도움이 된다.

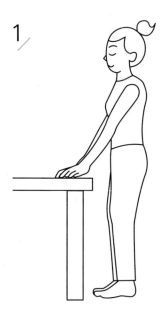

책상을 가볍게 지지하고 서서 양발을 어깨너비로 벌린다.

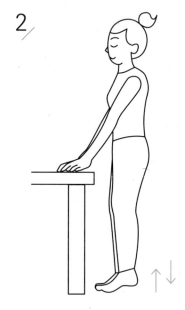

천천히 뒤꿈치를 들었다가 내린다. 이때 뒤꿈치가 바닥에 닿기 전에 다시 든다. 20회 반복한다.

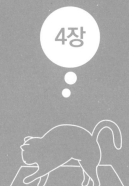

4장

마음을 강화하는
지압과 마사지

셀프 지압과 마사지는 자신을 일으키는 아주
좋은 방법이다. 지압과 마사지로 혈액 순환을
원활하게 하면 피로가 풀리고 수면의 질이
좋아진다. 뇌의 활성도도 좋아져 불균형하던
신경 전달 물질이 안정을 찾는다.

자신을 일으키는 좋은 방법, 지압과 마사지

성공이 행복의 열쇠가 아니라 행복이 성공의 열쇠라는 말이 있다. 그런데 동화 『파랑새』에도 나오듯이 행복은 멀리 있는 것이 아니라 내 안에 이미 존재한다.

불안은 우울의 증상이자 원인이다. 불안하니까 걱정이 많아지고 작은 일에도 짜증이 난다. 스트레스 지수가 자꾸 올라가고 어느 날 강박이 생기거나 우울증으로 발전하기도 한다. 불안할 때 누군가 손을 잡아 준다면 위로가 된다. 따뜻한 격려의 말 한마디가 마음을 다독여 준다. 하지만 근본적으로는 스스로 일어서야 한다.

셀프 지압과 마사지는 자신을 일으키는 아주 좋은 방법이다. 지압과 마사지로 혈액 순환을 원활하게 하면 피로가 풀리고 수면의 질이 좋아진다. 잘 자고 일어나면 모든 일이 보다 긍정적으로 보인다. 하고 싶은 일과 할 수 있는 힘이 생긴다. 번뜩이는 아이디어가 생각나기도 한다.

한의학에서 말하는 지압점, 즉 혈자리는 급소다. 다시 말해 기가 많이 모이는 곳이다. 한 번을 자극해도 효과를 크게 볼 수 있는 부위다. 마사지는 피부와 근육을 만지는 행위다. 근육의 피로를 풀어 주고 피부의 면역력을 올려 준다. 셀프 지압과 마사지를 통해 안정감을 찾고 혈액 순환을 돕자. 꾸준히 하면 피로가 풀리고 기가 회복된다. 기의 순환이 원활해지면 새 힘이 솟아난다.

지압과 마사지를 하면 뇌의 활성도도 좋아져 불균형하던 신경 전달 물질이 안정을 찾는다. 특히 피부를 만지면 만질수록 세로토닌 분비가 활발해져 불안, 우울, 강박을 극복하는 데 큰 도움이 된다. 하루에 10분으로도 충분하다. 하루 10분씩 3주만 따라 해 보자. 평생 가는 좋은 습관을 가질 수 있을 것이다.

손

뇌신경 분포도를 보면 입과 혀 다음으로 손이 가장 큰 비중을 차지한다. 손과 뇌는 바로 통한다고 봐도 된다. 그러니 수시로 손을 지압해 뇌를 깨우자.

손바닥 한가운데에 수심 혈자리와 노궁 혈자리가 있다. 수심은 손바닥의 중앙 지점이다. 손바닥으로 물을 뜰 때 물이 고이는 부분이다. 노궁은 가볍게 주먹을 쥐었을 때 약지 끝이 닿는 지점이다. 두 혈자리를 자극하면 심장을 도와 혈액 순환을 원활하게 한다. 또한 마음을 강화하고 뇌 기능을 활성화한다.

아침에 일어나자마자 주먹을 힘주어 쥐었다 펴기를 3회 정도 반복하자. 야외 활동 중에도 주먹을 꼭 쥐어 보자. 수심과 노궁이 자극되면서 마음이 편안해지고 피로가 풀리는 효과를 볼 수 있다.

손바닥 치기

손바닥을 세게 마주치면 짝 소리가 청신경을 통해 뇌에 전달되어 뇌 작용이 활발해진다. 머리가 무겁고, 기억력이나 집중력이 떨어지고, 마음이 자꾸 가라앉고, 불안하고 긴장될 때 박수를 쳐서 손바닥을 자극하면 도움이 된다.

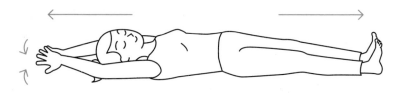

1 아침에 누워서 몸을 길게 뻗는 스트레칭을 한 후 양손을 머리 위로 올려 박수를 3회 친다.

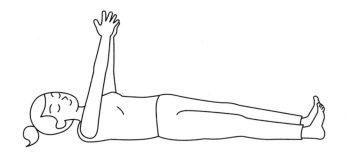

2 누운 상태에서 양팔을 천장을 향해 뻗어 박수를 3회 친다.

혼자 악수하기

새끼손가락에는 심장과 바로 연결된 심경이 흐른다. 또한 호르
몬 대사와 밀접한 관계가 있는 소장 경락도 흐른다. 이곳을 자극하
면 마음을 강화하고 내장 기능을 활발하게 하는 데 도움이 된다.

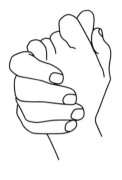
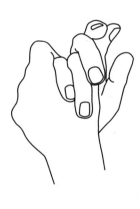

손에 압통이 약간 느껴질 정도로
손날을 감싸듯이 강하게 힘을 주
어 잡는다. 3초씩 양손을 바꿔 가
며 5~6회 반복한다.

깍지 끼기

손가락에 힘을 주고 기도하듯이 깍지를 끼면 손바닥 중심의 수심에 기가 모이면서 불안, 초조감이 완화된다. 머리도 맑아져 집중력이 높아진다.

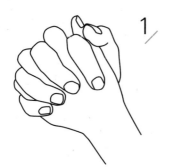

1 두 손의 엄지가 번갈아서 위로 올라오도록 반복해 깍지를 낀다. 한 동작을 5초씩 유지하며 3회 반복한다.

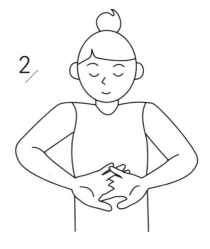

깍지 낀 상태로 양팔을 앞으로 뻗는다. 5초 정도 유지한 후 손을 가슴 쪽으로 당겼다가 다시 바깥쪽으로 뻗는다. 3회 반복한다. 손등 전체를 마사지하는 효과도 있다.

손가락 자극하기

손가락 끝은 경락의 출발점이다. 손톱의 하단에 있는 십선혈(그림 1의 표시 부분)을 자극하면 말초 혈관의 순환이 원활해져 자율신경 실조증, 불안, 우울, 강박을 개선하는 데 효과가 있다. 아이에게 지압할 때는 장난치듯이 살짝 자극한다. 이와 함께 손가락을 고루 자극하는 것도 몸 전체의 혈액 순환에 도움이 된다.

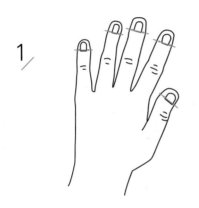

1

엄지와 검지 손톱으로 표시된 부위를 아플 정도로 자극한다.

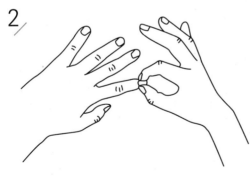

2

엄지와 검지 손톱으로 반대쪽 손톱의 하단을 세게 누른 후 열을 센다. 불안이나 강박이 심하다면 새끼손가락을 한 번 더 누른다.

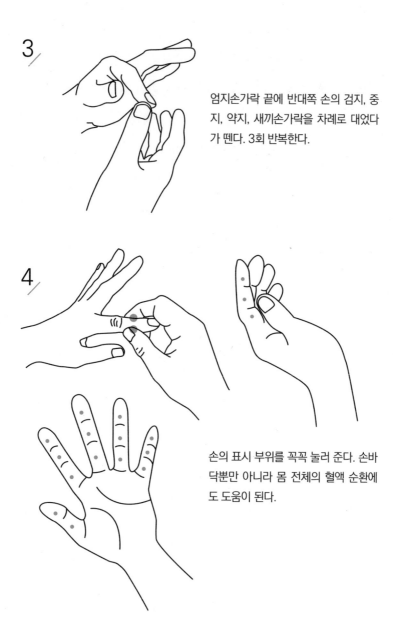

3

엄지손가락 끝에 반대쪽 손의 검지, 중지, 약지, 새끼손가락을 차례로 대었다가 뗀다. 3회 반복한다.

4

손의 표시 부위를 꼭꼭 눌러 준다. 손바닥뿐만 아니라 몸 전체의 혈액 순환에도 도움이 된다.

목

불안, 우울, 강박이 심할수록 목과 어깨의 긴장감과 통증도 증가한다. 긴장으로 근육이 굳어서 피로를 가중시키기 때문이다. 목은 머리와 온몸을 연결하는 신경과 혈액의 중요 통로다. 위로는 5kg이 넘는 머리를 지탱하고 아래로는 총 6kg에 달하는 양팔을 지지해야 한다. 그래서 목은 늘 과부하 상태다.

구조를 보면 막대에 아이스크림이 달린 모양이다. 피곤해지기 쉬운 구조다. 잘못된 자세나 사고 때문에 C 자였던 경추에 변형이 생겨 일자목이 되거나 뒤집어지기도 한다. 목에 이상이 발생해 경추, 흉추, 요추가 압박을 받으면 전체 신경이 흐르는 통로가 좁아진다.

컴퓨터와 스마트폰이 일상화되면서 거북목으로 인한 통증을 호소하는 사람이 많다. 거북목은 머리로 가는 신경 통로가 좁아지기 때문에 두통, 빈혈, 불안, 우울, 강박의 원인이 될 수 있다. 또한 온몸으로 가는 신경을 압박해 만성 피로와 손발 저림, 근육통, 신경통을 유발하기도 한다.

목을 교정하면 불안, 우울이 개선되고 자연스레 스트레스도 줄일 수 있다. 목을 자주 스트레칭하고 지압해 스스로 불안, 우울, 강박에서 벗어날 수 있도록 노력하자.

풍지혈 지압

풍지혈은 후두부의 머리카락이 나기 시작하는 곳, 즉 귀 뒤쪽의 돌출된 뼈 다음에 이어지는 오목한 지점이다. 쉽게 말해 귀 뒤의 머리카락 부분을 따라가다가 옴폭 들어가는 부분이다. 머리와 눈의 혈액 순환을 도와주며 중풍을 예방하고 후두부에서 어깨 전체로 이어지는 근육의 긴장을 풀어 주는 주요 혈자리다.

양손의 엄지손가락으로 풍지혈에서 대각선 반대쪽 방향으로 쓸어 올리며 지압한다.

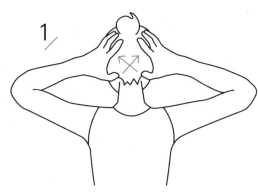

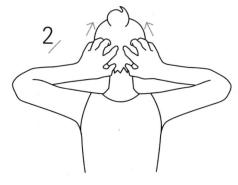

양손 여덟 손가락으로 귀 뒤에서 백회(정수리보다 살짝 뒤쪽에 있는 부위)까지 쓸어 올리며 후두부 전체와 측두부를 지압한다.

견정혈 지압

어깨의 중심 혈은 견정혈이다. 목이 시작되는 부분과 어깨 끝의 한가운데다. 견정혈은 어깨의 우물이란 뜻이다. 어깨의 기운이 솟는 지점이다.

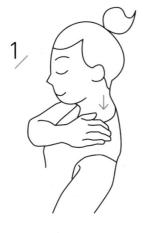

오른손 중지를 왼쪽 어깨 견정에 올린 후 검지, 중지, 약지로 지압한다. 천천히 10까지 세면서 좀 더 세게 힘을 준다. 3초 쉬었다가 한 번 더 반복한다.

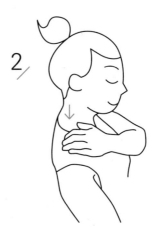

왼손 중지를 오른쪽 어깨 견정에 올린 후 검지, 중지, 약지로 지압한다. 천천히 10까지 세면서 좀 더 세게 힘을 준다. 3초 쉬었다가 한 번 더 반복한다.

머리

뇌는 체중의 2%에 불과하지만 체내 산소의 20% 이상을 소모한다. 장시간 앉아서 작업하거나 식사를 제때 챙겨 먹지 않으면 뇌로 공급되는 혈류 속도가 떨어져 뇌 기능 저하의 원인이 된다. 또한 뇌혈관이 하나라도 막히거나 터지면 중풍이라는 큰 병이 된다. 그러므로 뇌의 혈액 순환에 신경을 써야 한다.

쉴 때는 잠시라도 눕는 것이 좋다. 피도 액체이기 때문에 위에서 아래로 흐르려는 성질이 있다. 머리로 원활하게 혈액을 공급하려면 누워서 쉬는 것이 제일 좋은 방법이다.

머리 지압의 중심 혈은 백회혈이다. 미간을 따라 올라가는 두부 정중선과 양쪽 귀 끝부분을 연결하는 선이 만나는 지점이 바로 백회혈이다. 백 가지 혈이 모이는 곳이라는 뜻이다. 머리가 아프고, 집중력이 떨어지고, 자꾸 화가 난다면 머리를 마사지하자. 평상시에도 백회 방향으로 머리 마사지를 자주 하면 뇌 건강에 좋다. 머리를 감을 때도 부드럽게 자극하면 효율적이다. 두피도 청결해지고 머리의 혈액 순환도 돕는다.

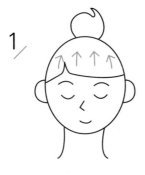

앞이마 발제 부위(머리카락이 나기 시작하는 곳)부터 여덟 손가락으로 뒷머리까지 쓸어 넘긴다. 앞이마에는 전두엽이 있어서 집중력과 학습 능력 향상에 도움이 된다.

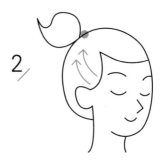

양손 여덟 손가락이 머리 중앙에서 만나도록 귀밑머리부터 백회를 향해 사선으로 쓸어 올린다. 온몸의 혈액과 신경계 순환을 도와준다.

뒷머리 발제 부위부터 손가락으로 쓸어 넘긴다. 눈의 피로 회복에 도움이 되고, 승모근의 긴장도 풀어 준다.

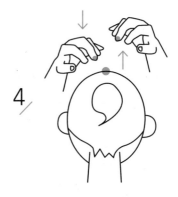

백회혈을 양손의 가운뎃손가락으로 번갈아 10회씩 두드려 준다. 머리를 감은 후 말리면서 네 손가락으로 머리 전체를 튕기듯이 가볍게 두드려도 좋다.

눈

수많은 정보가 시각화된 현대 사회에서 눈의 중요성은 두말할 필요가 없다. 그만큼 눈이 쉽게 피로해지는 사회다. 눈의 피로가 쌓이지 않도록 1시간에 10초만이라도 눈을 감고 쉬어 줄 필요가 있다. 지하철 등 대중교통을 이용할 때도 눈을 감아 쉬게 하자. 시간이 없다면 알람을 맞춰서라도 눈을 감고 쉬는 연습을 하자.

외상 후 스트레스 장애나 심각한 트라우마 치료법 중 안구 운동 민감 소실 및 재처리(EMDR, Eye Movement Desensitization and Reprocessing) 기법이 있다. 보이는 불빛을 따라서 눈동자를 굴리는 훈련법이다. 전문 기관에서는 의사가 비춰 주는 불빛을 따라가며 바라보고 대화를 하면서 치료한다.

이 훈련을 집에서 하고 싶다면 앉은 자세의 눈높이에 맞춰 10센티 간격으로 벽면에 초록색 점을 찍는다. 2미터 정도 점을 찍었다면 가운데 지점에 앉아 한쪽 끝에서 반대쪽 끝까지 눈만 움직여 보자. 좋지 않은 기억이나 감정을 떠올리면서 안구 운동을 하면 나쁜 기억이나 감정이 점점 옅어지다가 어느 순간 사라지는 효과가 있다.

더 간단하게 실천하는 방법도 있다. 나쁜 기억이나 감정을 생각하면서 손을 양쪽 눈 옆에 세운다. 그리고 눈을 감은 상태에서 손바닥을 본다는 느낌으로 눈동자를 오른쪽, 왼쪽으로 1분 동안 굴린다.

10초 정도 쉬었다가 다시 1분 동안 반복한다. 그다음 눈동자를 시계 방향으로 한 바퀴 돌리고 다시 반시계 방향으로 한 바퀴 돌린다.

꾸준히 하면 안구 운동도 되고 좌뇌와 우뇌의 균형을 맞추는 효과가 있다. 안구 운동을 할 때 머리는 가만히 두고 눈만 움직여야 한다. 잠자기 전에 누운 상태로 안구 운동을 반복해도 좋다. 다음은 바로 따라 할 수 있는 눈 마사지와 지압이다.

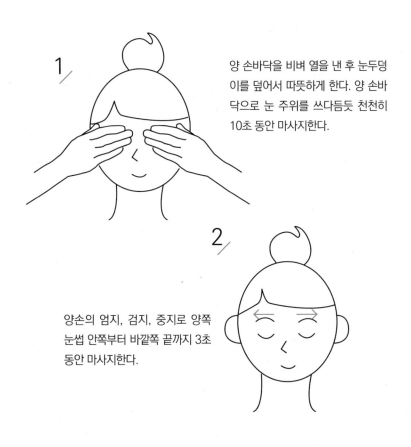

1 양 손바닥을 비벼 열을 낸 후 눈두덩이를 덮어서 따뜻하게 한다. 양 손바닥으로 눈 주위를 쓰다듬듯 천천히 10초 동안 마사지한다.

2 양손의 엄지, 검지, 중지로 양쪽 눈썹 안쪽부터 바깥쪽 끝까지 3초 동안 마사지한다.

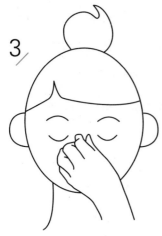

3

눈과 코 사이에 있는 양측 정명혈을
엄지와 검지로 지압한다. 눈의 노폐물
이 내려가는 누선이 있는 곳이다. 눈
의 피로를 개선하고 시야를 맑게 하는
데 도움이 된다. 비염 완화에도 좋은
혈자리다.

4

양손의 검지로 눈 아
래쪽 안와 부위를 안
에서 바깥쪽으로 가볍
게 지압한다.

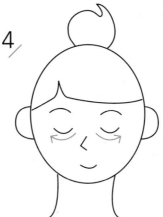

귀

프랑스의 의사 폴 노지에가 유럽 침술 학술지에 태아역위지도를 발표하면서 본격적으로 이침 요법 연구가 시작됐다. 귀 모양이 엄마 배 속에서 웅크린 태아의 모습과 같다는 내용이다. 폴 노지에는 어느 날 자신을 찾아온 아프리카 출신 환자의 귀에서 화상 흔적을 발견했다. 이유를 물어보니 좌골 신경통을 치료하기 위해 귀에 자극을 했다는 대답을 들었다. 그때부터 폴 노지에는 귀에 관심을 갖고 연구를 시작했다. 이후 중국에서 폴 노지에의 태아역위지도를 2,000여 명의 환자에게 실험하여 이침의 반응점을 찾아내는 연구가 진행됐다.

현재는 세계보건기구WHO에서 91개의 반응점이 효과가 있다고 발표한 상태다. 근육과 골격계 질환 치료에 75% 정도의 효과가 있다는 연구 결과도 있다. 이침 요법을 지압에 응용해 귀를 만져 주면 근육의 긴장을 낮출 수 있다. 또한 내분비계 호르몬의 정상적인 분비를 도와주고 근골격계의 건강을 향상시킬 수도 있다.

귀를 만지면 귀의 반응점에 해당하는 장기를 만지는 효과가 있다. 수시로 귓바퀴와 귀 전체를 위에서 아래로 만져 주면 온몸의 순환에 도움이 된다. 귓불에는 머리와 얼굴이 배속되어 있다. 귓불을 엄지와 검지로 만져 주면 신경성 두통이나 눈의 피로가 개선되고 집중력도 좋아진다.

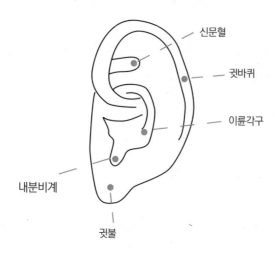

귓불 위 옴폭 들어간 부위에는 내분비계가 배속되어 있다. 원활한 호르몬 대사 작용을 위해 이곳을 자주 만져 주자. 귀 위쪽에서 가지처럼 갈라지는 신문혈을 지압하면 진통, 진정 작용이 있으며 마음을 강화하고 편안하게 하는 데 도움이 된다. 귀의 안쪽 이륜각구에는 소화기계가 배속되어 있다. 이곳을 지압하면 소화 불량이나 장 기능 장애를 개선하는 효과가 있다.

가슴

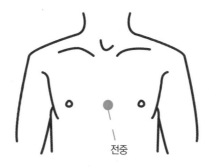

전중

양쪽 가슴의 중간에는 전중이라는 혈자리가 있다. 화병을 치료하는 혈자리다. 영화 '킹콩'에는 화를 내며 자기 가슴을 치는 킹콩의 모습이 나온다. 일이 뜻대로 되지 않으면 화가 나서 본능적으로 가슴을 치는 것이다. 사람도 억울하면 가슴을 때린다. 전중을 자주 두드려 주면 화병 치료에 도움이 된다. 가슴 전체를 만졌을 때 특별히 더 아픈 곳이 있다면 기의 흐름이 막힌 것이니 문질러서 풀어 준다.

감정 정서 자유 기법인 EFTEmotional Freedom Tapping 치료법에는 가슴의 아픈 곳을 문지르면서 자신의 문제점을 이야기하고 긍정적인 자기 암시를 하면 불안, 우울, 강박 치료에 도움이 된다는 내용이 있다. 비교적 단순한 문장을 따라 하면 된다. "나는 비록 강박이 있지만 나 자신을 깊이 이해하고 인정하고 사랑한다."라고 다독이듯 말하면 된다. 만약 우울한 느낌이 든다면 가슴의 압통점을 문지르며 "나는 비록 우울하지만 나 자신을 깊이 이해하고 인정하고 사랑한다."라고 자기 암시와 자기 위로를 한다.

그리고 젖꼭지와 겨드랑이 사이를 두드리고 부드럽게 마사지하며 쓰다듬어 주자. 림프절 순환을 도와 온몸의 수액 대사를 원활하게 하고 노폐물 배설에 효과적이다.

복부

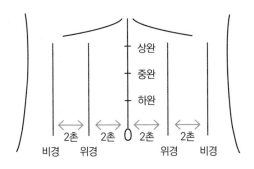

가슴의 중앙 전중혈에서 아래를 따라 내려오면 뼈가 끝나는 부위가 있다. 여기와 배꼽을 잇는 선의 중심에 중완 혈자리가 있다. 중완과 뼈가 끝나는 부위의 중앙에 상완이 있고 중완과 배꼽의 중앙에 하완이 있다. 위장의 중요한 세 혈자리다.

가운뎃손가락으로 상완, 중완, 하완을 부드럽게 지압하면 위장의 소화 작용에 도움이 된다. 하복부에는 소장과 대장, 비뇨 생식기가 있다. 배꼽의 양옆으로는 비경과 위경 신경이 흐른다. 따라서 복부를 지압하고 마사지하면 장 건강에 도움이 된다. 장 건강은 불안, 우울, 강박 등 정신 질환과 인체 면역력에 직결된다.

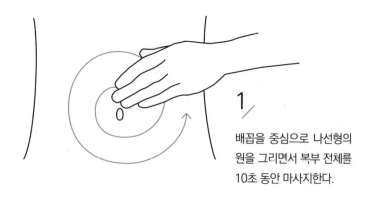

1

배꼽을 중심으로 나선형의
원을 그리면서 복부 전체를
10초 동안 마사지한다.

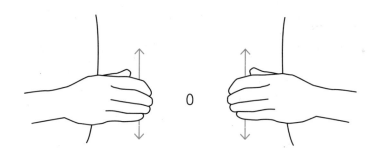

2

배꼽을 중심으로 양옆을 아래위로
10초 동안 마사지한다.

종아리

많이 걷거나 오래 서 있으면 피로 물질이 종아리에 쌓인다. 종아리는 제2의 심장이기 때문에 종아리만 만져도 피로 회복에 큰 도움이 된다. 일하다가 발을 뻗고 발가락을 머리 쪽으로 당겼다 펴는 스트레칭을 자주 하면 좋다.

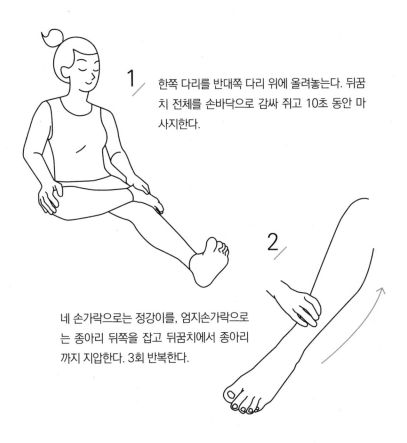

1 한쪽 다리를 반대쪽 다리 위에 올려놓는다. 뒤꿈치 전체를 손바닥으로 감싸 쥐고 10초 동안 마사지한다.

2 네 손가락으로는 정강이를, 엄지손가락으로는 종아리 뒤쪽을 잡고 뒤꿈치에서 종아리까지 지압한다. 3회 반복한다.

발

가까운 공원이나 산에 가면 불편한 걸음으로 열심히 걷는 사람을 종종 볼 수 있다. 질환이나 후유증으로 한 걸음 한 걸음이 도전인 사람들이다. 일상으로 돌아가기 위해 최선을 다하는 모습인 것이다. 바쁘게 살다 보면 우리는 일상이 기적이라는 사실을 잊고 살아간다. 자유롭게 걷고 뛸 수 있음에 감사하며 발을 만지자.

발 반사 요법은 고대 이집트, 고대 중국, 미국 인디언 사회에서도 사용된 전통적인 치유 기법이다. 발에 인체와 같은 구조의 기관과 반사점이 있다는 원리에 입각한 방법이다. 발을 만지면 곧 온몸을 만진다는 뜻이니 발을 마사지하고 자극하면서 몸의 건강을 챙기자.

용천 자극하기

용은 기가 끓어오른다는 의미이며 천은 물이 솟아나는 모습을 뜻한다. 즉, 용천은 기가 솟아나는 혈자리다. 발바닥의 2/3 지점으로 발가락을 오므렸을 때 옴폭 들어가는 곳이 용천혈이다. 이곳을 자극하면 순환기 계통의 기능을 활성화해 노폐물 배설을 돕고 새로운 기운이 솟아난다.

용천을 만질수록 머리의 혈액 순환도 원활해진다. 두통과 현기증이 생기거나 집중력이 떨어지면 발바닥을 무릎 위에 올려놓고 양손의 엄지를 포개 눌러 주자. 아래에서 올라오는 기운이 쉽게 불안해지는 마음을 진정시킨다. 물이 샘솟는 우물처럼 발바닥에서부터 힘이 솟아나 무기력증이나 우울증을 떨치는 데에도 도움이 된다.

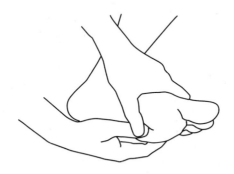

양손으로 발등을 감싸 쥐고 양쪽 엄지를 겹쳐서 용천혈을
10초 동안 지압한다. 주먹으로 10회 정도 두드려도 좋다.

실면 자극하기

발에 있는 혈액이 심장으로 다시 돌아갈 때는 많은 힘이 필요하다. 그래서 발뒤꿈치가 자주 갈라지면 혈액 순환이 원활하지 않다는 신호다. 발뒤꿈치 중심에 있는 실면혈을 만져서 심장으로 돌아오는 혈액 순환을 도와주자. 족욕을 자주 하는 것도 혈액 순환에 효과적이다. 불면증이나 수면 장애로 힘들 때도 실면혈을 자극하는 것이 좋다.

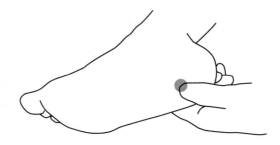

실면혈을 반대 손 엄지로 자주 누른다.

족십선 자극하기

손의 십선혈은 수십선, 발의 십선혈은 족십선이라고 한다. 족십선을 자극하면 발끝까지 흐르는 말초 혈관의 혈액 순환을 돕고, 발에서 온몸으로 흐르는 경락과 장기까지 자극하는 효과가 있다.

엄지발가락 측면을 자극해도 혈액 순환을 돕고 두통을 완화하며 집중력을 높인다. 엄지발가락으로 서는 동작 역시 뇌 발달에 좋다. 집중력이 떨어지고 건망증이 심해진다면 엄지발가락 하나로만 중심을 잡는 동작을 양쪽으로 반복한다. 생각과 마음이 가벼워지는 효과도 있다.

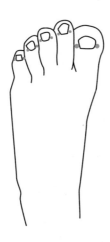

엄지와 검지 손톱으로 발톱 하단 옆의 족십선을 자극하자. 생각을 발가락에 집중하고 아프도록 자극한다.

발 전체 마사지하기

틈틈이 발을 만져 주는 것만으로도 혈액 순환에 도움이 된다. 마음이 편해지는 효과도 얻을 수 있다.

발을 양손으로 감싸듯이 잡는다. 양손 엄지로는 발등을, 나머지 여덟 손가락으로는 발바닥을 마사지한다.

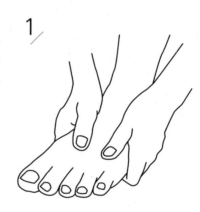

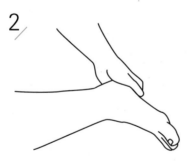

발뒤꿈치를 감싸 쥐고 마사지한다.

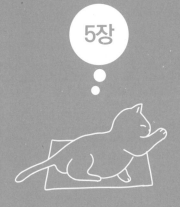

5장

몸과 마음을
치유하는
음식 요법

어제 먹은 음식이 오늘의 내 몸을 만든다.
어제와 똑같이 행동하면서 내일이 바뀌기를
기대하는 것은 허황된 욕심에 지나지 않는다.
자신의 몸과 마음을 튼튼하게 만드는
가장 빠른 길은 올바른 음식 습관이다.

올바른 식습관이 중요한 이유

어제 먹은 음식이 오늘의 내 몸을 만든다. 어제와 똑같이 행동하면서 내일이 바뀌기를 기대하는 것은 허황된 욕심에 지나지 않는다. 자신의 몸과 마음을 튼튼하게 만드는 가장 빠른 길은 올바른 음식 습관이다.

문제는 장과 혀가 원하는 음식이 정반대라는 점이다. 혀는 달콤하고 자극적인 음식을 원한다. 패스트푸드의 향기로운 냄새에 이끌린다. 하지만 장기는 소화에 좋은 음식, 슬로푸드를 원한다. 우리 뇌는 장기와 직결되지만 스트레스를 받아 신경 세포가 손상되면 혀와 내통한다. 몸에 좋지 않은 음식을 선택하도록 조종하는 것이다. 폭식과 과음을 유도하기도 한다.

스트레스는 우리 뇌에 침투해서 자율 신경계부터 손상시킨다.

그러므로 몸과 마음이 힘들다면 건강하지 않은 식단의 유혹을 물리쳐야만 한다. 건강한 음식을 골라 즐거운 마음으로 먹어야 한다. 좋은 음식을 섭취해 장이 개선되면 뇌 건강도 회복되는 선순환이 일어난다.

공복에
물 마시기

일본은 사망 원인의 1/2, 우리나라는 1/3이 암이다. 암 환자의 특징 중 하나가 평소에 물을 적게 마시는 습관이다. 성인 남자 기준으로 하루 평균 2리터 정도의 물이 적정량이다. 빠져나가는 양만큼 물을 마셔야 한다. 하지만 학생들은 탄산이나 과일 음료수를 많이 마신다. 수분은 맹물로 보충하는 것이 좋다.

요즘 학생들을 보면 체격은 좋지만 앉아서 공부하는 시간이 길어지면서 체력이 바닥이다. 자주 걷고 많이 움직여야 자연히 물을 많이 마시는데 책상에만 앉아 있다 보니 수분 섭취량이 낮다. 몸의 70%, 뇌의 80%가 물이다. 호흡, 땀, 소변, 대변 등 몸 밖으로 빠져나가는 수분만큼 매일 보충해야 한다.

채소나 과일은 90%가 물이다. 평상시 채소나 과일을 많이 먹고 아침 식사 30분 전에 물 1컵, 식사 2시간 후에 물 1컵을 생활화한다면 적절하게 수분을 보충할 수 있다. 빈속에 수분도 공급하고 자연스레 장 청소도 된다. 커피나 차 종류는 이뇨 작용을 해서 몸의 수분을 소모하게 만든다. 음료수나 과일주스도 혈액을 탁하게 하는 주범이다.

물 마시기를 생활화해 면역력을 높여야 한다. 매사에 피곤하고 짜증 지수가 자꾸 올라간다면 몸이 보내는 물 부족 신호가 아닌지 생각해 봐야 한다. 물이 부족하면 코르티솔을 비롯한 스트레스 호르몬 수치가 올라가 사고력과 기억력이 떨어진다.

평소에 적절하게 물을 섭취했는지는 쉽게 관찰할 수 있다. 소변 색이 너무 맑다면 물 섭취량을 줄이고 소변 색이 진하고 냄새가 많이 난다면 더 많이 마신다. 자신의 소변과 대변에 항상 관심을 갖자. 건강의 모든 이상 신호는 대소변을 잘 관찰하면 알아차릴 수 있다. 다만 자기 전에 마시는 물은 숙면을 방해하기도 한다. 자기 전에 물을 마시고 싶다면 가볍게 목을 적시는 정도로만 섭취한다.

건강하게
고기 섭취하기

단백질은 기분을 관장하는 신경 전달 물질을 구성하는 데 꼭 필요한 아미노산을 제공한다. 예를 들어 우유와 닭고기에 많이 들어 있는 트립토판이라는 아미노산은 기분을 좋게 하는 신경 전달 물질인 세로토닌으로 전환된다. 그래서 기분이 가라앉을 때 고기를 먹으면 도움이 될 수 있다. 하지만 먹을 때 주의가 필요하다.

우리나라 여성의 유방암과 남성의 대장암은 심각한 수준이다. 유방암 환자 중 40~50대 이하의 비중이 40~50%인 이유는 여성 호르몬 과다 분비 때문이다. 우리나라의 대장암 발병 증가율이 세계 1위라는 점은 육식 위주의 서구화된 식습관과 관계가 깊다. 저녁에 술과 고기를 곁들이는 회식 문화는 몸에 좋지 않다.

단백질 식품은 장에서 질소 잔존물 같은 노폐물을 많이 생성한다. 그러므로 고기는 반드시 식이 섬유가 풍부한 채소나 과일과 함께 먹자. 그러면 식이 섬유가 질소 잔존물과 노폐물 배설을 돕는다. 고기에 탄산이나 술을 곁들이는 습관은 고쳐야 한다.

우리 몸은 매일 필요로 하는 적정 단백질량이 있다. 1kg에 1g이 적절하다. 즉, 몸무게가 60kg이라면 적정 단백질 섭취량은 60g이다. 이는 계란 한 개에 들어 있는 단백질의 총량이다. 그 이상 섭취한 단백질은 간에서 해독해 소변으로 내보낸다. 그러므로 적정량을 먹어야 한다. 남은 단백질은 간과 신장에 무리를 준다. 음식의 총량을 기준으로 단백질 비중이 평균 10% 정도면 무난하다.

저녁 식사는 일찍 하자. 저녁 9시 이후에 고기를 먹으면 좋지 않다. 소화를 시키는 장도 밤에는 쉬고 잠을 자야 한다. 몸은 잠들어도 장은 소화 시간이 긴 고기 때문에 4~5시간 일을 더 해야 한다. 그러면 다음 날 더 피곤할 수밖에 없다.

몸은 쉬지만 장이 쉬지 못하면 면역력이 떨어진다. 면역 세포의 70~80%가 장에 있다. 세로토닌 전구물질도 95%가 장에서 만들어진다. 면역력을 회복하고 불안, 우울, 강박 등 정서적인 문제에서 벗어나고 싶다면 단백질 섭취를 적절히 해야 한다. 저녁 9시 이후 야식은 피하자. 공복감에 잠들기가 영 어렵다면 소화 시간이 긴 육류는 피한다.

장이 행복해야
뇌도 행복하다

　나쁜 습관을 고치는 제일 효과적인 방법은 당연하게도 좋은 습관을 만드는 것이다. 불안, 우울, 강박으로 힘들다면 행복 요법을 사용해 보자. 한의학에는 '장청뇌청'이라는 말이 있다. 장이 깨끗해야 뇌도 깨끗하다는 뜻이다. 바꾸어서 '장행뇌행'이라고도 할 수 있다. 장이 행복해야 뇌도 행복해진다.

　아일랜드의 신경 과학자인 존 크라이언 교수는 장의 미생물과 행동에 관한 실험을 했다. 그는 쥐의 장을 완전히 청소해 미생물이 전혀 살 수 없도록 만들었다. 그러자 쥐는 불안, 우울, 자폐 증상 등 이상 행동을 보였다. 이후 다시 장에 미생물이 살도록 했더니 증상이 완화되었다.

　일상생활에서도 상수도가 고장 나면 생수를 사 먹으면 되고 빨래는 가까운 빨래방을 이용할 수도 있다. 하지만 하수도가 역류하면 일상생활을 하기 힘들다. 마찬가지로 장도 독기를 뿜고 역류하지 않도록 관리해야 한다. 그래서 하루 한 번 대변을 잘 보는 것은 건강을 지키는 길이다.

장 건강과 행복한 삶을 위해 식이 섬유가 많은 채소를 식사 때마다 먹자. 식품 속 섬유질은 훌륭한 독소 제거제다. 몸 안의 중금속과 호르몬 부산물 같은 독소를 제거하여 인지 능력 개선에 도움을 준다. 과일과 채소에는 강력한 생리 활성 물질도 있다. 변덕스러운 날씨와 해충, 세균, 바이러스에게서 자신을 지키고 생존하기 위해 만드는 성분이다. 이를 섭취하면 강력한 항염 작용과 노화 방지 효과를 얻을 수 있다.

특히 십자화과 채소는 독성 화학 물질을 분해하는 간의 기능을 향상시켜 해독을 돕는다. 청경채, 브로콜리, 양배추, 콜리플라워, 케일, 콜라비, 겨자, 배추, 무 등이 쉽게 구할 수 있는 십자화과 채소다. 매일 식단에 십자화과 채소를 넣자. 하루에 한 번씩 섭취하면 간 기능을 향상시켜 체내에 축적된 독성 화학 물질을 원활하게 배출할 수 있다. 채소를 많이 먹기 힘들다면 해독 주스를 만들어서 먹어도 좋다.

해독 주스 만드는 법

① 양배추, 브로콜리, 당근, 토마토를 같은 양으로 준비한다.

② 물 1리터에 식초 2스푼, 소금 2스푼을 넣고 채소들을 15분 정도 담가 둔다.

③ 흐르는 물에 두세 번 씻어서 잔류 농약과 불순물을 제거한다.

④ 재료를 모두 넣고 채소가 잠길 정도로 물을 부은 후 20분간 끓인다.

⑤ 그대로 식혀서 냉장고에 보관한다.

⑥ 매일 만들기 힘들다면 1인분씩 포장하여 냉동 보관해도 좋다.

"음식으로 못 고치는 병은 의술로도 못 고친다."라는 히포크라테스의 명언이 있다. 한의학에도 '식약동원'(음식과 약은 근본이 같음)이라는 말이 있다. 사람의 장에는 100종류가 넘는 균이 총 1백조 개 이상 살고 있는데 섭취한 음식물에서 영양분을 얻으며 함께 살아간다. 그중에는 유해한 세균도 있고 유익한 세균도 있다.

건강한 사람의 경우 정상 세균총은 면역 강화에 도움을 준다. 장 내 세균은 병원균이나 바이러스에 대응하는 항원을 만들어서 질병에 대항한다. 독소를 제거하고 화학 물질이나 발암 물질도 분해한다. 또한 물질대사 과정에서 만들어지는 대사산물을 통해 몸에 필요한 호르몬이나 비타민 같은 영양소를 공급한다.

장내 세균에게 가장 좋은 음식은 요구르트, 김치, 청국장, 낫토 같은 발효 식품이다. 유산균은 당류를 양분으로 삼아 다량의 젖산을 만들어 내는 미생물이며 유익한 장내 정상 세균총이다. 장내 유해균 증식을 억제해 장의 균형을 맞추는 동시에 천연 항생제 역할도 한다. 또한 콜레스테롤을 분해하고 배설을 촉진해 혈관 질환 예방에도 도움을 준다. 그 외에도 변비를 개선하고 불안, 우울, 강박 같은 정서 질환을 예방한다. 장내 유산균은 병원성 세균이 소화관 막에 붙어서 증식하는 것을 막고 장내 유해균을 사멸시키는 역할도 한다. 또한 간에 좋지 않은 암모니아 생성 유해균도 억제해서 간을 보호한다.

유산균이 위산에 파괴되지 않도록 식전보다는 식후 30분 정도에 먹으면 좋다. 알츠하이머성 치매에 걸린 남편에게 매일 요구르트를 먹였더니 치매 발생 속도가 현저하게 느려져 정상적인 일상생활을 이어 가는 부부도 있다. 장과 뇌의 건강을 위해 유산균이 많이 함유된 발효 식품을 매일 먹자. 항생제 남용이나 면역력 약화로 정상 세균총이 줄어들면 장내 유해 병원균이 오히려 주인 행세를 한다. 그러면 항상 몸이 피곤하고 쉽게 질병에 걸리며 불안감이 가중된다.

요즘은 유산균을 장까지 보내는 캡슐형 제품도 있지만 유산균은 식품으로 섭취하는 것이 좋다. 김치, 된장, 청국장, 낫토, 요구르트가 풍성한 식사를 하자. 집에서 플레인 요구르트를 만드는 것도 좋다.

복합 탄수화물이
중요하다

에너지가 필요하다고 느낄 때 초콜릿이나 사탕 등을 먹으며 단당류를 섭취하는 사람들이 있다. 단당류는 일시적으로 힘을 나게할 뿐이다. 곧 혈당이 심각하게 떨어지고 두뇌는 더 굶주리게 된다. 단당류를 섭취한 직후에는 혈당이 급격하게 상승해 인슐린이 더 많이 분비된다. 인슐린 농도가 높으면 알츠하이머병 같은 퇴행성 신경 질환이나 불안, 우울, 강박 등 정신 질환의 위험성이 증가한다.

다이어트를 위해 고단백 식사를 하면서 탄수화물을 적게 섭취하는 사람들도 있다. 이런 경우 몸무게는 줄어들겠지만 소화가 잘되지 않고 몸에 힘이 없어질 수 있다. 황제 다이어트(고기를 주로 먹으며 체중을 감량하는 방법)를 하는 사람은 피로를 더 잘 느끼고, 기분 또한 쉽사리 나빠지며, 보통 사람이 활동 후에 느끼는 좋은 기분을 체감

하지 못한다는 보고가 있다.

이런 사례들을 종합해 보면 주된 에너지원인 복합 탄수화물을 섭취해야 몸이 제대로 작동한다는 사실을 알 수 있다. 탄수화물이 부족하면 두뇌의 중요한 화학 전달 물질을 형성하는 특정 단백질(아미노산)이 줄어든다. 복합 탄수화물은 느리고 지속적으로 에너지와 주요 영양소를 공급하는 역할을 한다. 두뇌에 필요한 연료를 계속 공급하는 셈이다.

정제하지 않은 통곡물은 급격한 혈당 상승을 막을 뿐만 아니라 식이 섬유, 비타민, 미네랄 등 영양소가 풍부하다. 현미, 통밀, 귀리 기울 같은 홀그레인에 함유된 복합 탄수화물에는 두뇌 기능에 꼭 필요한 영양소가 들어 있다. 쌀겨와 쌀눈에도 비타민 B군과 칼슘, 철분, 마그네슘, 식이 섬유 등이 풍부하다. 그래서 도정을 덜 해 쌀겨가 남아 있는 현미는 우리 몸에 좋다. 현미에는 항피로, 항스트레스 성분인 옥타코사놀도 함유돼 있다. 밥을 할 때 현미의 비중을 높이고, 잡곡을 넣자. 밀가루는 통밀 제품을 선택하면 좋다.

현미의 가바 성분은 뇌를 안정시키고 스트레스와 불안을 최소화하는 데에도 도움이 된다. 현미가 발아하면 쌀에 함유되어 있던 극미량의 독소는 빠져나가고 유용한 성분이 더 생성된다. 커피 같은 카페인 음료를 줄이고 현미차를 마시는 것도 도움이 된다.

현미차 만드는 법

① 현미를 깨끗이 씻고 넓은 체에 밭쳐서 물기를 없앤다.

② 프라이팬을 불에 달군 후 물기를 뺀 현미를 넣고 센 불로 남은 물기를 제거한다.

③ 약한 불로 줄이고 갈색으로 변할 때까지 볶는다.

④ 유리 용기에 담아서 냉장고에 보관한다.

⑤ 커피포트에 물을 끓인 후 볶은 현미를 넣고 우려낸다.

깨끗한 에너지원, 지방 섭취하기

지방은 3대 영양소 가운데 하나다. 그런데 비만이 모든 성인병의 원인이라는 말에 과도하게 집착해 지방은 무조건 나쁘다는 생각이 널리 퍼져 있다. 지방은 너무 많이 섭취해도 문제지만 너무 적게 섭취해도 안 된다.

지방은 인체를 구성하는 필수 요소이자 성장기 아동의 주요 영양소다. 1g당 9kcal로 고효율 에너지원이기도 하다. 또한 정상적인 생리 기능 유지를 도우며 비타민 A, D, E, K의 흡수를 돕는다. 두뇌는 60%가 지방으로 구성되어 있다. 뇌가 구조를 유지하고 제 기능을 하려면 음식에 들어 있는 지방을 반드시 섭취해야 한다.

체력이 약하거나 비만이거나 예민하거나 불안, 우울 등으로 힘들다면 좋은 지방을 골라 섭취해야 한다. 좋은 지방은 두뇌가 촉촉

하게 유지되도록 기름을 쳐 주고 신경 세포를 감싸는 신경 세포막을 형성한다. 신경 세포막은 유연하고 작은 구멍이 뚫려 있다. 이를 통해 중요한 전달 물질이 지나간다. 그러므로 좋은 기름의 섭취는 뇌 발달이나 모든 정서 문제 해결에 필수다.

지방은 포화 지방, 불포화 지방, 트랜스 지방으로 분류한다.

첫째, 포화 지방은 상온에서 고체로 남아 있는 지방이다. 예를 들면 삼겹살을 구울 때 나오는 기름이다. 시간이 지나면 고체가 되고 체내에 흡수된 후에는 잘 녹지 않아 혈관에 쌓이고 합병증을 유발할 수 있다.

둘째, 불포화 지방은 포화 지방과 반대로 상온에서 액체로 남아 있는 지방이다. 주로 견과류나 생선에 많이 포함되어 있다. 포화 지방 대신 불포화 지방을 섭취하면 심혈관계 질환의 발병 확률을 낮출 수 있다.

셋째, 트랜스 지방은 액체 상태의 불포화 지방산에 수소를 첨가한 가공 지방이다. 불포화 지방산은 쉽게 변질되며 촉감이 부드럽고 고소한 맛이 덜하다. 그래서 가공을 통해 유통하기 편한 트랜스 지방으로 만든다. 불포화 지방의 좋은 성분은 가공 과정에서 모두 없어지기 때문에 인체에 유해한 지방이다. 대표적 트랜스 지방인 마가린이나 쇼트닝 같은 인공 경화유는 실온에 아무리 방치해도 변질되지 않으면서 아주 부드럽고 고소한 맛을 낸다. 트랜스 지방산이 들어간 식품은 햄버거, 피자, 치킨, 감자튀김, 스낵, 팝콘, 도넛, 라면, 초콜릿, 짜장면, 탕수육 등이다. 거의 모든 정크 푸드에 들어가 있다.

트랜스 지방은 체내에 들어와 한번 자리를 잡으면 체외로 잘 배출되지 않아 일명 '플라스틱 지방'으로 불린다. 그러므로 트랜스 지방산이 많이 함유된 식품은 피해야 한다. 채소, 과일, 장내 유익균, 발효 식품 등은 트랜스 지방산 해독에 도움이 된다.

지방 중에는 몸에서 직접 만들지 못하고 음식을 통해서만 섭취할 수 있는 것이 있다. 바로 필수 지방산인 오메가-3 지방산과 오메가-6 지방산이다. 오메가-6 지방산은 옥수수기름, 홍화유, 해바라기씨유, 콩기름 등에 들어 있어서 쉽게 섭취할 수 있다. 오메가-3 지방산 중 DHA와 EPA는 체내 염증을 가라앉히고 여러 행동 및 신경 질환 치료에 도움을 준다. DHA는 임신, 두뇌 발달, 학습, 노년기 인지 능력 감퇴 예방에 중요하다. EPA는 기분을 조절하는 데 중요한 영양소로 우울증 치료 및 염증 완화 역할을 한다.

마음이 자꾸 가라앉고 불안하다면 오메가-3 지방산이 풍부한 들기름 및 들깨 식품이나 자연산 연어, 고등어, 꽁치 같은 등 푸른 생선을 많이 먹자. 콩 식품에도 오메가-2와 오메가-3가 함유되어 있다. 호두 같은 견과류에도 불포화 지방산이 많아서 좋다. 육류는 식물성 기름과 비교하면 포화 지방산이 많긴 하지만 자체로만 보면 포화 지방산보다 불포화 지방산이 더 많다. 육류의 포화 지방산과 불포화 지방산 비율을 살펴보면 돼지고기는 38:42, 닭고기는 31:42, 소고기는 50:39이다.

요즘은 깨끗한 에너지원으로 지방이 다시 주목받고 있다. 건강하게 섭취해 몸과 마음을 챙기자.

아침에
과일 많이 먹기

    만성 피로에서 암에 이르기까지 모든 병은 식사 습관과 관련이 있다. 음식을 무분별하게 섭취하면 위와 간에 부담을 준다. 인스턴트식품, 가공식품, 튀긴 음식 등을 검사하면 한 가지 음식에 보통 30~40종의 식품 첨가물이 들어 있다. 또한 동물성 단백질을 과도하게 섭취하면 고기가 소화되지 않고 체내에서 부패하거나 변질되어 위, 간, 신장에 부담을 준다. 위와 간 건강을 끌어올리려면 올바른 음식 섭취로 독소와 노폐물을 배출해 질병을 예방하고 치료해야 한다.

    신체에는 세 가지 리듬이 있다. 새벽 4시에서 오전 12시는 몸에서 노폐물을 배출하는 '배출 주기'다. 오전 12시에서 저녁 8시는 음식물 '섭취 주기'다. 저녁 8시에서 새벽 4시는 호르몬을 만들고 영양소를 흡수하는 '동화 주기'다.

　신체 리듬에 따르면 배출 주기에 무엇을 먹는지가 매우 중요하다. 오전 12시까지는 배출이 잘되도록 해야 한다. 과도하게 음식을 섭취하면 배출 리듬이 약해진다. 육체노동을 많이 하던 과거에는 아침을 황제같이 먹는 식습관이 도움이 되었다. 하지만 정신노동을 더 많이 하는 현대에는 뇌로 바로 전달되는 영양소인 포도당 섭취가 필요하다. 따라서 아침에 수분과 포도당이 풍부한 과일을 많이 먹으면 좋다.

　과일은 90% 이상이 수분이며 식이 섬유, 효소, 비타민, 미네랄 등이 풍부하다. 또한 간 건강에 좋은 항산화 영양소가 많이 함유된 식품이다. 식사 후에 과일을 추가로 먹는다면 혈당이 올라갈 수밖에 없지만 식사를 과일로 대체하면 걱정하지 않아도 된다. 식사로는 제철 과일이 가장 좋다.

몸은 튼튼,
마음은 맑아지는 건강 음식

주변에서 쉽게 구할 수 있는 재료로도 얼마든지 몸과 마음의 건강을 챙길 수 있다. 음식을 꼭꼭 씹을수록 장의 부담은 줄어들고 기억력과 학습 능력이 올라간다. 뇌신경 분포에서 가장 큰 부분을 차지하는 곳이 입과 혀다. 사람은 음식을 먹어 생명을 유지하고 대화를 통해 사회적인 존재로 살아간다. 음식을 손으로 만들고 입으로 먹으면서 즐거운 대화를 하자.

콩나물, 무

콩나물은 콩을 물에 담가 싹을 내는 식품이다. 콩에 비해 소화가 잘되고 다른 채소보다 칼슘이 풍부하다. 단백질과 칼슘을 동시에 섭취할 수 있고 식이 섬유가 많아 장 건강과 비만 예방에도 좋다.

무에는 소화 효소 중 하나인 디아스타아제가 풍부하다. 소화 촉진 효과가 탁월해 천연 위장약이라고 불린다. 감기 바이러스를 억제해 감기 예방에도 효과적이다. 식중독 예방과 항암 효과도 뛰어나다. 수분이 많아 숙취 해소에 좋고 탈수 증상을 막아 준다. 콩나물 뭇국은 4계절 건강식이다. 시원하게, 따뜻하게 어떤 식으로 먹어도 좋다.

콩나물 뭇국 (1인분)

재료 콩나물 100g, 무 50g, 소금 1/4작은술, 다시마 1장, 다진 파 1큰술, 다진 마늘 1/2작은술

1. 콩나물은 씻어서 다듬고 무는 얇게 채를 썬다.
2. 냄비에 다시마, 콩나물, 무를 순서대로 넣은 후 재료가 잠길 정도로 물을 붓고 뚜껑을 덮어 끓인다.
3. 무가 익으면 다시마는 건져 내고 소금으로 간을 한다.

4. 식혀서 냉장고에 보관하며 시원하게 냉국으로 먹는다.

5. 다진 파와 마늘을 넣고 한 번 더 끓인 다음 따뜻하게 먹을 수도 있다.

6. 기분이 자꾸 우울해진다면 콩나물 뭇국에 고춧가루를 넣어서 먹어도 좋다. 고추를 먹으면 뇌에서 베타 엔도르핀이 분비되기 때문에 우울증 완화에 도움이 된다.

콩나물 무밥 (1인분)

재료 콩나물 100g, 무 50g, 물 1/2컵, 쌀 1/2컵
양념장: 간장 1작은술, 설탕 1/3작은술, 다진 홍고추 1/3작은술, 다진 마늘 1/2작은술, 참기름 1/2작은술

1. 콩나물은 씻어서 다듬고 무는 얇게 채를 썬다.

2. 압력 밥솥에 씻은 쌀을 담고 콩나물과 무를 순서대로 올린 뒤 물을 부어 밥을 짓는다. 콩나물과 무에서 수분이 나오므로 일반 밥보다 물 양을 줄인다.

3. 밥솥 추가 움직이면 약불로 줄여 3분 동안 더 끓인 후 불을 끈다.

4. 김이 다 빠져나갈 때까지 뜸을 들인 후 잘 섞어 그릇에 담는다.

5. 양념장으로 간을 해서 먹는다.

미역

미역은 칼륨과 요오드가 풍부해 중금속 해독과 노폐물 배출에 좋다. 나트륨을 체외로 배출시키고 혈압 상승을 방지하며 고지혈증, 동맥 경화, 각종 성인병을 예방한다. 몸의 피로를 줄여 주고 피로 회복에도 도움을 준다. 또한 미역은 철분과 칼슘이 풍부해 빈혈 예방과 치료에 효과적이며 골다공증 예방에도 도움이 된다.

미역은 100g당 11.3kcal로 대표적인 저칼로리 식품이다. 식이섬유가 풍부해 장의 연동 운동을 도와 변비를 개선한다. 체내로 흡수되면서 비타민 A로 전환되어 간에 저장되기 때문에 간 건강에 좋고 무기질 함량도 높다.

소고기 미역국 (4인분)

재료 자른 미역 25g, 소고기 양지 200g, 참기름, 조선간장

1. 미역을 불려 둔다.
2. 불린 미역, 소고기, 참기름 약간을 넣고 3분 정도 볶는다.
3. 미역과 소고기에 간이 배도록 조선간장 1큰술을 넣고 3분 더 볶는다.
4. ③에 미역이 잠길 정도로 물을 붓고 팔팔 끓으면 약불로 줄여 10분 정도 더 끓인다.

5. 조선간장으로 간을 한다.

들깨 미역국 (4인분)

재료 자른 미역 25g, 들깻가루 1큰술, 조선간장 2작은술, 참기름

1. 미역을 불려 둔다.

2. 불린 미역에 물 1컵, 들깻가루와 조선간장 그리고 참기름을 약간 넣고 5~10분 정도 볶는다.

3. ②에 미역이 잠길 정도로 물을 붓고 한 번 더 끓인 뒤 조선간장으로 간을 맞춘다.

양파

양파는 소화 불량 증상을 개선하고 심신을 안정시켜 주는 효과가 있다. 또한 혈중 콜레스테롤 수치를 낮추는 작용을 한다. 양파는 익히지 않고 먹어도 좋지만 매운 맛과 냄새 때문에 그냥 먹기가 쉽지 않다. 각종 요리에 어울리는 재료이니 가정에 항상 보관해 두고 자주 조리해 먹자.

두부 양파 덮밥 (1인분)

재료 밥 120g, 두부 40g, 양파 30g, 양송이버섯 1개, 찹쌀가루 2큰술, 실파·다진 마늘 약간, 간장, 소금

1. 두부와 양파는 1.5cm 크기로 썬다. 양송이버섯은 슬라이스하고 실파는 얇게 썬다.
2. 달군 팬에 물 1큰술을 붓고 약간의 다진 마늘, 양파, 양송이버섯을 순서대로 넣어 볶는다. 양파가 투명해지면 두부를 넣고 물 1컵을 붓는다.
3. 끓으면 찹쌀가루를 넣어 농도를 맞추고 간장과 소금으로 간을 한다.
4. 밥 위에 ③을 올리고 실파를 얹어 마무리한다.

토마토

토마토는 리코펜, 베타카로틴, 칼슘, 철, 인, 비타민이 풍부하여 세계 10대 슈퍼 푸드 가운데 하나로 불린다. 생으로 먹기보다 익히거나 구워서 먹으면 체내 흡수율이 더 높아진다. 또한 토마토는 저칼로리 다이어트 식품이며 철분, 엽산, 칼슘, 칼륨, 미네랄, 식이 섬유 등이 풍부해 변비 개선과 예방 효과가 있다.

토마토의 비타민 C와 루틴 성분은 면역력 향상과 모세 혈관 강화에 도움이 된다. 매일 아침 공복에 토마토 1개를 섭취하면 고혈압을 예방할 수 있다. 토마토의 리코펜 성분은 항암 효과가 뛰어나고 전립샘염과 전립샘암 발생률을 낮춘다. 또한 숙취 해소에 도움이 되고 위 점막을 보호해 준다.

토마토 볶음밥 (1인분)

재료 토마토 250g, 밥 120g, 양파 100g, 피망 70g, 양송이버섯 1개, 다진 마늘 약간, 올리브유, 간장

1. 토마토는 적당한 크기로 썰고 양파와 피망은 1.5cm 크기로 썬다. 양송이버섯은 얇게 슬라이스한다.
2. 달군 팬에 올리브유를 두르고 다진 마늘을 볶는다.

3. 마늘 향이 올라오면 양파를 넣고 볶는다.

4. 양파가 투명해지면 양송이버섯을 넣고 살짝 볶아 둔다.

5. 약불로 줄인 후 피망과 토마토를 넣고 볶다가 간장으로 간을 해서 밥

위에 얹는다.

양배추

양배추는 90% 이상이 수분으로 이루어져 있다. 탄수화물, 칼슘, 인, 비타민 C·D 등에 위 점막을 보호하는 비타민 U와 비타민 K까지 풍부하게 들어 있다. 또한 필수 아미노산인 라이신이 함유되어 있다.

100g당 20kcal로 저칼로리이며 조금만 먹어도 장시간 포만감을 주는 다이어트 식품이다. 설포라판이라는 항암, 항궤양 성분이 있어서 신체의 염증 질환을 치료하고 암 예방에 도움이 된다. 또한 위염에 효과적이며 변비를 예방해 준다. 부드러운 양배추는 상한 위 점막을 회복하고 체내 독소를 배출하는 효능도 있다.

양배추 만두 (1인분)

재료 양배추 150g, 두부 50g, 배추김치 100g, 숙주 30g, 부추 30g, 다진 마늘 1작은술, 간장 2작은술, 후춧가루 1/2작은술

1. 양배추는 굵은 심 부분을 도려내고 찜기에서 15분 동안 찐다.
2. 두부와 부추는 끓는 물에 살짝 데쳐 둔다. 숙주는 끓는 물에 데친 후 물기를 짠다.
3. 배추김치는 물기를 꼭 짜서 얇게 썬다.

4. 데친 숙주와 부추, 배추김치를 다져서 볼에 담고 데친 두부를 으깨서 넣은 후 섞는다.

5. ④에 다진 마늘, 간장, 후춧가루를 넣고 간을 해 만두소를 완성한다.

6. 삶은 양배추 한 장 위에 만두소를 올리고 돌돌 만 다음 부추로 묶어 그릇에 담는다.

양배추 볶음 (1인분)

재료 **양배추 적당량, 올리브유, 소금, 후추**

1. 양배추를 원하는 만큼 채 썬 다음 흐르는 물에 씻는다.

2. 체에 밭쳐 물기를 뺀다.

3. 프라이팬에 올리브유를 두르고 양배추를 넣어 볶는다.

4. 소금으로 간을 하고 후추를 조금 넣어 준다.

상추

상추는 스트레스가 심하거나 우울할 때 먹으면 기분이 좋아진다. 예로부터 상추는 가슴에 뭉친 화를 풀어 주고 수면을 유도한다고 전해진다. 울화병이나 신경성 통증·불면증 완화에 좋다. 비타민 A와 B군, 철분, 칼슘, 리신 등 아미노산도 풍부해서 소화 불량, 변비, 두통을 개선하고 피부 노화도 방지한다.

상추 물김치

재료 **상추 180g, 배 100g, 양파 15g, 김치 국물 3컵, 찹쌀가루 1스푼, 고춧가루 2작은술, 다진 마늘 1작은술**

1. 냄비에 물을 1컵 붓고 찹쌀가루를 넣는다. 잘 저어 가면서 찹쌀 풀을 끓여 둔다.
2. 상추를 물로 씻어 준비해 둔다. 배는 얇게 썰고 양파는 채 썬다.
3. 생수 2리터에 찹쌀 풀을 넣어 잘 풀어 준다.
4. 베 보자기에 고춧가루, 다진 마늘을 담은 후 ③에 넣고 꼭꼭 눌러 색을 낸다.
5. 상추, 배, 양파를 ④에 고루 담고 김치 국물을 넣은 후 소금으로 간을 한다.

돌나물

돌나물은 칼륨, 칼슘, 인, 비타민 C가 많아 피로 회복에 좋고, 심신을 안정시키는 성분이 있어 마음을 편안하게 해 준다. 돌나물의 새콤한 맛은 식욕을 촉진하는 효능이 있다. 또한 돌나물에는 이소플라본이 풍부해 중년의 갱년기 증상 완화에 도움을 준다.

돌나물 물김치

재료 돌나물 200g, 쪽파 30g, 오이 1개, 당근 작은 것 1개, 사과 2개, 양파 1개, 마늘 5쪽, 생강 1개, 생수 2리터, 소금, 매실액 2큰술, 고춧가루 4큰술, 빈 다시팩

1. 돌나물은 씻어서 물기를 뺀다.

2. 쪽파는 3cm 길이, 오이는 0.3cm 두께로 썬다.

3. 당근은 0.2cm 두께로 썬 후 반으로 자른다.

4. 돌나물, 쪽파, 오이, 당근을 그릇에 담아 소금 1큰술을 넣어 절인다.

5. 양파, 마늘, 생강, 사과를 잘게 썰어 물 한 컵과 함께 믹서에 넣고 한꺼번에 간다.

6. ⑤를 면 보자기에 넣고 꼭 짠 다음 생수를 부어서 물김치 물을 만든다.

7. 소금 2와 1/3큰술을 넣어 간을 하고 ④를 넣어 잘 젓는다.

8. ㉠을 통에 담은 후 매실액을 넣는다. 여기에 고춧가루를 빈 다시팩에

   담아 넣어 둔다.

9. 상온에서 하루 동안 숙성한 후 고춧가루 다시팩을 꼭 짜서 건진다.

그 외 식품

달걀 달걀에는 아미노산이 풍부하게 들어 있어 세로토닌 수치를 개선해 스트레스를 줄여 준다. 달걀노른자의 콜린 성분은 뇌의 신경 전달 물질인 아세틸콜린의 분비를 촉진시켜 기억력과 집중력 향상에 도움이 된다.

버섯 버섯은 인슐린 분비를 억제해 혈당을 낮춰 주고 기분을 편안하게 한다. 버섯의 프로바이오틱 성분은 건강에 좋은 장내 유익균을 증가시켜 세로토닌 분비를 도와준다.

바나나 바나나에는 세로토닌을 생성하는 트립토판이 들어 있다. 그래서 바나나를 먹으면 세로토닌이 생성되고 스트레스 완화에 도움이 된다.

카레 카레에 쓰이는 강황에는 우울증 개선 효과가 있는 쿠르쿠민 curcumin 성분이 풍부하다. 쿠르쿠민은 과거 공포의 기억을 지우고 향후 발생할 수 있는 무섭고 두려운 기억이 뇌 속에 새로 저장되는 것도 막아 준다.

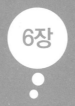

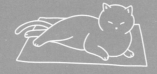

스스로 치료하는
심리 요법

순수한 감정 자체는 중립적이다.
감정에서 나오는 에너지가 최선의 선택을 하면
긍정적인 것이고 자신을 힘들게 한다면 부정적인
것이다. 생각이 감정을 만들기 때문에 생각이
바뀌면 감정도 바뀐다.

나에게
관심을 갖기

　　나날이 의학이 발전하고 있지만 치유할 수 없는 환자가 아직 너무 많다. 현대화, 도시화, 정보화가 진행될수록 몸과 마음을 다친 사람이 늘어난다. 질병 치유는 가능성이 있는 모든 의학 지식을 통합해서 효율을 극대화해야 한다. 하늘은 스스로 돕는 자를 돕는다고 한다. 스스로 아무것도 안 하는데 몸이 저절로 나을 수는 없다. 자신에게 관심을 갖고 자신을 사랑하려는 노력이 필요하다. 그러면 어느 순간 건강해진 마음을 만날 수 있을 것이다.

내 안의 문제를
인정하고 지우기

순수한 감정 자체는 중립적이다. 감정에서 나오는 에너지가 최선의 선택을 하면 긍정적인 것이고 자신을 힘들게 한다면 부정적인 것이다. 생각이 감정을 만들기 때문에 생각이 바뀌면 감정도 바뀐다. 누군가가 던진 한마디가 생각할수록 기분이 나쁜 경우가 있다. 이럴 때 적극적으로 생각을 바꿔서 감정을 조절해야 한다. 감정은 무의식의 영역이다. 오래된 습관이고 익숙한 느낌이다. 그러므로 생각보다 감정이 조금 더 느리게 변할 수 있음을 알아야 한다. 조급함을 경계하자. 이 과정을 이해하면서 변화를 위해 꾸준히 노력하면 서서히 감정 변화를 느낄 수 있을 것이다.

의지로 감정을 조절하려는 사람이 있다. 불안한데 불안하지 않기 위해 노력하거나 두려움을 애써 참으려고 한다. 되지 않는 일을 될 때까지 불굴의 의지로 밀어붙이면 감정이 조절될까? 아마 엄청난 저항을 받아 모든 에너지를 소진해 버릴지도 모른다. 이때 감정 조절을 돕는 유용한 기법이 있다.

4장에서 소개한 감정 정서 자유 기법EFT이 그것이다. 1990년 미국의 심리 상담가 개리 크레이그가 개발한 EFT는 한의학과 심리학이 결합된 치료법이다. 해결하고자 하는 증상을 말로 표현하면서 몸의 경혈점을 톡톡 두드려 치료하는 기법이다. 두드리는 자극이 침을 대신하고 증상을 말로 표현하면서 무의식을 치료에 동참시킨다. 감정을 조절하는 데 탁월한 효과가 있다.

같은 사건을 경험한 사람이 동일한 감정을 느끼지는 않는다. 부부가 함께 교통사고를 당했는데 남편은 괜찮고 부인은 심각한 트라우마로 공포증을 가질 수도 있다. 놀림을 받았을 때 상처받고 슬퍼하는 아이가 있는 반면, 거세게 분노하며 "너는? 너도 잘난 것 없거든?"이라고 쏘아붙이는 아이도 있다. 스스로 사건을 선택할 수는 없지만 감정은 선택하고 조절할 수 있다.

부정적인 사건을 경험하면 몸의 에너지 리듬, 즉 기의 흐름이 막힌다. 이때 부정적인 감정이 생겨난다. 차는 기름으로 가고 사람은 피로 간다고 했다. 생명은 피에서 나온다는 뜻이다. 그런데 피를 움직이는 것은 기다. 따라서 기가 바로 생명의 원천이다. 기가 막히면 에너지 흐름이 정체되어 건강하지 못한 병적인 상태로 변한다.

이때 EFT를 이용해 막힌 기를 통하게 할 수 있다. 크게 애쓰지 않고 간단하게 적용할 수 있는 방법이다. 정해진 방법대로 따라 하다 보면 정체되어 있던 에너지 흐름이 소통되고 자신을 힘들게 하던 부정적인 감정에서도 벗어날 수 있다. 부정의 반대인 긍정은 무조건 좋고 행복하다는 뜻이 아니다. 인정하고 현실을 받아들이게 된다는 말이다. 그래서 EFT의 시작은 자신의 문제를 깨닫고 인정하는 것에서부터 출발한다. 지금부터 함께 따라 해 보자.

문제 선택하기

감정 선택하기

EFT로 다룰 자신의 불편한 감정과 신체 통증을 선택한다. 이유도 함께 기록한다.

고통 지수 선택하기

자신이 느끼는 불편함이 어느 정도인지 주관적인 고통 지수를 점검한다. 아무런 불편함이 없다면 0, 아주 극심한 고통이라면 10으로 설정한다. 그리 심하지는 않지만 생활에 지장을 느끼는 정도라면 5를 선택한다.

받아들이기

새끼손가락 아래쪽 손날 부위를 반대쪽 검지와 중지로 두드리면서 현재 자신이 해결하고 싶은 문제를 인정하고 받아들인다.

예시)

• 나는 교통사고 후 운전하기가 무섭지만 이런 나 자신을 깊이 이해하고 인정하고 사랑합니다.

• 나는 비록 강박이 있지만 이런 나 자신을 마음속 깊이 이해하고 인정합니다.

숲보다는 나무, 나무보다는 가지처럼 세부적이고 구체적으로 표현할수록 좋다. 또한 소리를 내어 말하면 더욱 효과가 좋다. 손날 중심 부위를 두드리면서 자신이 정한 문장을 3회 되풀이하며 말한다. 감정적인 문제에서부터 육체적인 불편함이나 통증까지 모두 적용할 수 있다.

예시)

• 나는 비록 어깨 통증이 있지만 이런 나 자신을 마음속 깊이 이해하고 인정하고 받아들입니다.

기본 두드리기(태핑)

'받아들이기'를 반복하면서 검지와 중지 끝으로 다음 순서에 따라 두드린다.

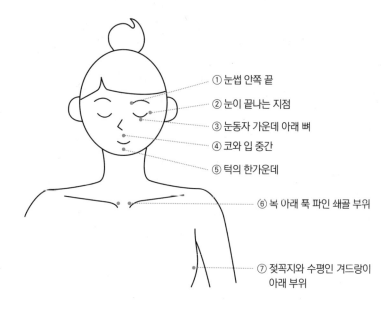

① 눈썹 안쪽 끝
② 눈이 끝나는 지점
③ 눈동자 가운데 아래 뼈
④ 코와 입 중간
⑤ 턱의 한가운데
⑥ 목 아래 푹 파인 쇄골 부위
⑦ 젖꼭지와 수평인 겨드랑이 아래 부위

이후 새끼손가락 아래 손날 부위를 다시 두드리면서 현재 문제가 어느 정도 해결되었는지 확인한다. 기본 두드리기만으로도 많은 도움이 되지만 오래된 병이나 상처, 고통이 있다면 심화 과정까지 두드리기를 하는 것이 좋다.

손등 두드리기

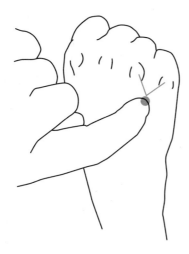

넷째, 다섯째 손등 뼈와 삼각점이 되는 부위를 두드리면서 눈을 감았다 뜬다. 그 상태로 오른쪽 아래 또는 왼쪽 아래를 보고 시계방향, 반시계방향으로 눈 운동을 한다.

허밍

손등 두드리기 동작을 지속하면서 1에서 5까지 소리 내어 숫자를 센다. 이제 입을 다물고 생일 축하곡 같은 노래를 짧게 허밍으로 5초 정도 부른다. 다시 1에서 5까지 소리 내어 숫자를 센다. 이는 좌우뇌가 서로 교류하게 만드는 방법이다. 의식과 무의식 차원의 감정이나 통증이 상호 작용을 해 치료를 돕는 효과가 있다.

손등 두드리기와 허밍은 심화 과정에 해당한다. 처음 EFT를 시작할 때는 문제 선택하기, 받아들이기, 기본 두드리기까지만 진행해도 된다. 하지만 그래도 아픔, 통증, 불안, 우울, 강박 등의 문제가 쉽게 해결되지 않는다면 손등 두드리기와 허밍을 추가로 진행한다. 이후 다시 손날을 두드리면서 고통 지수를 체크한다. 여전히 불안, 강박, 통증 등이 남아 있다면 예시를 점진적으로 약하게 변형해서 반복한다.

예시)

- 나는 아직 불면증이 있지만 나 자신을 깊이 이해하고 인정하고 사랑합니다.
- 나는 아직 강박증이 조금 남아 있지만 나 자신을 깊이 이해하고 인정하고 사랑합니다.
- 나는 아직 어깨 통증이 조금 남아 있지만 나 자신을 깊이 이해하고 인정하고 사랑합니다.

나만의 언어로
관점을 바꾸기

　사람의 사고 체계는 의식의 세계가 5%, 무의식이 95%라고 한다. 불안하고 우울한 무의식 세계에서부터 강박 사고와 행동이 시작되는 것이다. 그런데 무의식을 바꾸려면 현재의 의식을 바꿔야 한다. 내가 보고 생각하고 맛보고 느끼고 인식하는 세계를 변화시켜야 한다. 현재의 삶이 다 아름답고 좋으면 그냥 살아도 된다. 불만이 있어도 견딜 수 있다면 문제가 없다. 하지만 원하는 일, 없애고 싶은 것이 있다면 변해야 한다. 어제와 똑같이 하면 내일은 결코 바뀌지 않는다.

　주관적 경험은 안정된 상태다. 관성의 법칙에 따라 움직이는 물체는 계속 움직이고 싶어 하듯, 내가 나를 변화시키기는 쉽지 않다. 하지만 주관적 세계를 흔들어야 무의식을 변화시킬 수 있다. 주관적 세계가 변화하거나 이동한 만큼 내 세계가 넓어지는 것이다. 주관적 경험을 변화시키려면 관점을 바꿔야 한다.

신경 언어 프로그래밍(NLP, Neuro-linguistic Programming)은 나만의 언어로 뇌, 즉 주관적인 관점을 바꾸는 방법이다. 불안하거나 우울한 마음, 강박이나 공황 장애는 내 의지로 생긴 것이 아니다. 항상 불안하고 우울하고 강박이나 공황 장애로 힘들다면 내 세계에 변화가 필요하다. 나의 뇌를 재구성해야 한다. 생각과 행동 패턴, 이상한 습관을 언어로 재구성해 두려움을 해소한다.

말이 생각을 만든다. 언어에는 말 이상의 의미가 있다. 사람은 오감으로 정보를 받아들이고 언어로 저장해 놓는다. 엄마라는 단어를 생각하면 오감으로 다가온다. 얼굴, 목소리, 촉각, 냄새, 엄마가 해 준 음식 등 다양한 추억이 엄마라는 단어에 모두 들어 있다. 뇌는 자신이 사용하는 방식에 적응하면서 끊임없이 변화한다. 그렇기 때문에 평소에 쓰는 언어를 통해 불안, 우울, 강박을 치료할 수 있다.

런던의 택시 운전사들을 대상으로 한 연구가 있다. 택시 운전사는 뇌의 방향 감각을 담당하는 영역이 사무직 노동자에 비해 더 크다는 결과가 나왔다. 이를 뇌의 신경 가소성이라고 한다. 신경 과학자 리처드 레스탁은 뇌세포인 뉴런이 고정되어 있지 않으며 변화할 수 있다고 강조했다. 그는 "우리의 뇌는 사용하면 할수록 발달하게 설계되어 있다."라고 말한다.

수년 동안 걱정만 하다 보니 무슨 일이 생기면 칭찬보다 비판부터 하지는 않았는가? 만약 그랬다면 기회보다 문제를 더 잘 발견할 것이다. 꿈을 실현하는 방법보다 할 수 없는 원인을 더 빨리 발견하는 셈이다. 못 한다고 생각하면 할 수 없는 일만 보이고 결국 아무것도 안 하게 된다.

오랫동안 비판적인 사고에 노출된 뇌는 불안, 우울, 강박의 늪에 서서히 빠져든다. 그리고 어느 날 문득 공황이 찾아왔다고 이야기하게 될지도 모른다. 생각을 바꿔 보자. 비판적이고 부정적인 사고로 뇌를 공포와 두려움에 사로잡히게 할 수 있다면 긍정적으로 훈련할 수도 있지 않을까? 할 수 없는 100가지 일보다 할 수 있는 1가지에 집중하자.

심리 훈련을 통해 뇌의 시냅스들이 긍정적인 정보에 신호를 발사하게 만들 수 있다. 그러면 서로 연결된 뇌의 시냅스에 긍정적인 자료로 이루어진 새로운 길이 생겨난다. 이렇게 새로 생긴 시냅스 길이 강해질수록 긍정적인 생각은 더욱 강화되고 두려운 생각은 점차 줄어든다. 대략 3주 정도 걱정보다 긍정적인 생각을 더 많이 하면 몸이 변하기 시작한다. 부정적인 사고방식을 극복해 내도록 돕는다.

불안, 우울, 강박, 공황 장애라는 병이 인생의 발목을 잡고 있다는 생각이 들 수도 있다. 하지만 사실은 무의식이 스스로를 사랑해서 지키기 위해 일으키는 반응이라는 점을 이해해야 한다. 불안, 우울, 강박, 공황이 생겼다면 내가 지금 많이 힘들다는 뜻이다. 삶에 뭔가 변화가 필요한 시점이다.

고통의 시간은 길게 느껴지고 즐거운 시간은 쏜살같다. 시간은 절대적이지만 또한 상대적이다. 회사 생활이 즐거우면 하루가 금방 지나간다. 반대로 회사 생활이 괴롭다면 '일각이 여삼추'라는 말처럼 1시간이 1년 같다. 하루를 일하면서 10년 치 에너지를 쓴다면 마음이 어떻게 견딜 수 있을까?

물론 스트레스가 없는 사람은 없다. 적당한 스트레스는 사람을 강하게 하고 위기 대응력을 키우며 성취욕을 끌어올린다. 하지만 자신을 힘들게 하는 사람과 환경만 계속 생각해서는 문제가 해결되지 않는다. 왜 이 일을 하는지 미래 시점에서 나를 바라볼 수 있어야 한다.

단순한 고통은 견딜 수 있다. 그런데 의미 없는 고통은 버틸 수가 없다. 내가 왜 힘든가? 고통을 견디는 것에 어떤 의미가 있는가? 꿈을 이루기 위해 꼭 필요한 과정인가? 그럼 내 꿈은 무엇인가? 만약 지금이 힘들다면 더욱더 현실적이고 구체적인 꿈을 상상한다. 너무 힘든 이 일을 하는 의미가 무엇인지 스스로를 이해시킨다. 스포츠선수가 승리의 순간을 상상하며 훈련을 견디듯 의미 있는 과정이 되도록 나를 설득한다.

의미 있는 훈련은 나를 강하게 하지만 의미 없이 반복하는 훈련은 나를 지치게 할 뿐이다. 이제 힘든 나를 이해하고 위로하며 삶의 방향성을 생각해 보자. 어떻게 살고 싶은가? 언제 행복한가? 무엇이 즐거운가? 지금 어떤 선택을 해야 하는가? 이런 질문을 통해 자신을 정확히 인식할 필요가 있다. 마음이 경고 신호를 보내는 이유를 살펴보지 않고 온갖 새로운 기술을 동원해 공포나 두려움을 차단하기에 급급하다면 큰 실수를 저지르는 것이다.

부정어 없이 10개의 문장 만들기

뇌는 생각보다 훨씬 더 빨리 프로그램을 바꿀 수 있다. 10개의 문장으로 매일 10분씩 3주 동안 연습해 보자. 내 삶이 멋지다면 어떤 모습일까? 자신의 삶에서 좋다고 생각하는 것을 10개의 문장으로 종이에 적어 보자. 이때는 오로지 낙관적인 말만 사용한다.

생각은 청각적인 과정이다. 어떤 생각을 하면 머릿속에서 그것을 말하는 목소리가 들리는 방식이다. 말로 표현하든 생각하든 언어는 사람의 모든 것을 구축한다. 단어 하나하나는 상상 이상의 역할을 한다.

긍정적으로 기록하기

'나는 바이러스가 두렵지 않다'보다 '나는 건강한 사람이다'라고 표현한다. '걱정 없는', '부채 없는'처럼 부정적인 의미가 있는 표현을 사용하지 않는다. 지금까지는 가지고 있는 에너지와 시간의 대부분을 삶이 왜 이토록 힘든지 생각하느라 소비했을 것이다. 그런데 좀 더 행복하게 사는 방법을 찾는 데 투자한다면 다른 결과가 나온다. 잠재의식은 1초당 8만 개가 넘는 정보를 처리한다. 미래를 보다 아름답고 쾌적하게 만들 수 있는 가능성을 1초마다 8만 번씩 찾는다면 삶은 반드시 변할 것이다.

현재형으로 기록하기

몸이 뭔가를 실제로 경험하면 뇌는 매우 많은 시냅스를 만들어 낸다. 그런데 상상만 하더라도 많은 뉴런 연결이 생겨날 수 있다. 뇌는 상상과 현실을 구분하지 못한다. 우리가 원하는 것을 이미 이루어 냈다고 상상한다면 실제로 목표를 달성할 기회가 더 많아진다. 연구 결과에 따르면 스포츠 선수가 부수적인 심리 훈련을 병행하면 육체 훈련만 할 때보다 40% 정도 빨리 성공할 수 있다고 한다.

목표를 몇 년 뒤에 달성할 것 같더라도 이미 이루었다고 상상해보자. 뇌를 다른 길로 인도하기 위해 10개의 문장을 적는다. 꼭 육체적인 것에만 집중해서 서술할 필요는 없다. 일상의 바람이나 목표도 가능하다. 이루고 싶은 행복하고 멋진 삶을 문장으로 표현한다.

예시)

• 나는 일 년에 한 달은 제주도에서 꿈 같은 휴가를 보낸다.

• 나는 너무나 멋진 배우자와 살고 있다.

구체적으로 기록하기

완벽한 삶의 모습을 구체적으로 서술할수록 뇌는 필요한 뉴런 도로를 더 빨리 구축한다.

예시)

• 나는 충분히 휴식을 취해서 아침이면 좋은 기분으로 일어난다.

• 매주 세 번은 내가 좋아하는 운동을 한다.

• 나는 사람들과 어울리고 예배 보는 일이 즐겁다.

10개의 문장을 스스로 달성할 수 있도록 신경 쓰기

목표를 높게 정할수록 보다 빨리 성공할 수 있다. 스스로 달성할 수 있다는 말은 목표를 이루는 데 다른 사람에게 의존하면 안 된다는 뜻이다. 매일 무엇을 할지 말지를 일일이 스스로 정해야 한다.

예시)

- 내 능력을 인정해 주고 나를 찾는 사람들이 계속 늘어날 것이다.
- 나는 대학교수가 되어 계속 공부와 연구를 하고 학생들과 소통하면서 인생을 아름답게 꽃피울 것이다.
- 나는 벤처 기업을 창업해 사회에 유익한 제품을 만들 것이다.
- 나는 사회사업가가 되어 사람들에게 유익한 일을 할 것이다.

자신의 능력이 어느 정도인지, 그 능력을 활짝 꽃피울 수 있는 직업이 무엇인지 적극 고민해야 할 사람은 바로 나다. 이런 점을 깨닫고 나면 8만 명이 넘는 조력자들이 작업을 시작할 수 있다. 뇌가 의미심장한 과제를 얻는 셈이다. 잠재의식은 자신의 완벽한 요구를 이루기 위한 어떤 가능성도 놓치지 않으려 노력한다.

사람은 대부분 자신이 원하지 않는 것을 정확하게 알고 있다. 비판만 하는 사장, 지나치게 적은 월급, 지루하고 만족을 주지 못하는 일 등등. 하지만 이런 방식으로 생각하면 잠재의식에게 원하지 않는 사람의 목록을 탐색하라는 과제를 줄 뿐이다. 이제는 바라고 원하고 꿈꾸는 일에 집중한다. 매일 10분 동안 10개의 문장을 생각하는 데 5가지 감각을 번갈아 사용한다. 가능하면 연달아 보고, 듣고, 느끼고, 냄새 맡고, 맛보는 생각을 서로 분리해서 한다. 여기에는 연습이 필요하다.

예시)

- 충분하게 자고 일어난 아름다운 일요일 아침에 모닝커피 향을 맡으며 마시기.
- 지저귀는 새소리가 들리고 시원한 바람이 부는 한적한 숲에서 단풍잎을 보며 산책하기.
- 저녁에 극장에 다녀와 식사를 하고 느긋하게 욕조에 물을 받아 따스한 기분을 느끼면서 반신욕을 하기.
- 마트에 들러 신선한 재료를 사서 저녁을 요리해 맛있게 먹기.

일상에서 할 수 있는 일부터 꿈까지 구체적으로 적는다. 목표를 높게 정할수록 빨리 성공할 수 있다니 얼마나 경이로운 일인가. 뇌의 세계는 의식이 5%, 무의식이 95%라고 했다. 의식하며 했던 모든 행동은 결국 무의식의 흐름을 따라 한 셈이다. 불안, 우울, 강박도 의식이 아닌 무의식의 세계다. 무의식적으로 강박 사고와 행동을 하고 틱을 하기도 한다. 긍정적인 자기 암시로 모든 무의식이 건강하고 행복한 인생을 꿈꾸도록 만들자.

긍정적인 자기 암시를 위한 문장 예시)

나는 삶에서 무엇을 원하는가?

1. 나는 사회에 도움이 되도록 이 책을 쓴다.

2. 나는 매일 저녁 충분하게 휴식을 취하고 좋은 기분으로 일어난다.

3. 나는 일주일에 3번은 필라테스를 하고 하루에 30분씩 산책한다.

4. 나는 주일에 예배를 보고 사람들과 어울리기를 좋아한다.

5, 나는 매일 출근이 즐겁고 나를 찾는 사람이 늘어나는 것이 행복하다.

6. 나는 매일 EFT를 한다.

7. 나는 일주일에 5번 이상 사회에 도움이 되는 5분짜리 영상을 유튜브에 올린다.

8. 나는 도시형 전원주택에서 미니멀 라이프를 즐긴다.

9. 나는 항상 경제적인 여유가 있다.

10. 나는 사회와 공동체에 도움이 되는 일을 한다.

호흡으로
명상하기

현대인의 생활 방식은 자율 신경계의 교감 신경과 부교감 신경의 길항 작용에 안 좋은 영향을 끼친다. 교감 신경을 활성화해 인간의 본능 중 하나인 투쟁-도주 반응을 과도하게 일으키기 때문이다. 그래서 명상이 꼭 필요하다. 명상은 부교감 신경을 활성화해 투쟁-도주 반응을 이완시킨다.

하루 5분의 명상으로도 인생을 변화시킬 수 있다. 스티브 잡스도 명상에서 지혜를 얻었다고 한다. 5분씩 2번, 하루에 10분만 명상을 시도해도 충분하다. 호흡은 종합 의학이다. 음양오행의 이론과 맥이 같다. 들숨으로 보하고 날숨으로 사한다. 내쉬는 숨에 불안, 긴장, 우울, 초조, 강박 등 모든 부정적인 정서를 내보낸다. 들어오고 나가는 숨을 집중해 느껴 보자.

복식 호흡을 한다

한 손은 가슴 위에 두고 나머지 손은 배꼽 아래에 둔다. 숨을 들이쉬며 아랫배를 앞으로 볼록하게 내밀고, 숨을 내쉬며 아랫배가 깊이 들어가도록 호흡한다. 숨은 깊게 내쉬어야 한다. 숨을 들이쉬며 아랫배를 내밀면 횡격막이 내려오고 폐의 아랫부분이 늘어나면서 공기가 더 많이 들어온다. 호흡을 깊게 하면 산소를 3~4배 더 많이 들이마실 수 있다. 횡격막이 상하로 많이 움직일수록 내장의 움직임도 활발해진다.

천천히 호흡한다

숨을 빠르게 쉬면 혈관이 수축된다. 충분한 산소가 혈관을 통해 세포까지 전달되어야 활발한 대사가 일어난다. 숨을 천천히 쉬면 혈관이 확장되고 세포 호흡도 원활해진다. 아랫배를 이용해 깊고 천천히 숨을 쉰다. 아랫배로 천천히 쉬는 숨이 태어나면서부터 한 자연 호흡이다. 갓난아이들이 숨 쉬는 모습을 보면 배가 많이 움직인다는 사실을 알 수 있다. 마음이 과민해지면 배가 긴장하고 횡격막이 굳는다. 쓰지 않는 근육은 퇴화한다. 세포 끝까지 공기를 빨아들이는 느낌으로 천천히 호흡하자.

바른 호흡의 효과

1. 몸이 뚫린다. 산소가 세포의 구석구석을 다니면서 호흡을 완전 연소시킨다. 호흡을 열심히 하면 충분하게 산소를 흡수한 세포가 기운을 머금고 살아난다.
2. 마음이 열린다. 척추 뒤의 부교감 신경을 자극한다. 마음이 편안해진다. 스트레스가 오더라도 편안하게 받아들일 수 있다. 마음이 편안하면 관계도 부드러워진다.

아랫배로 천천히 숨을 쉬면서 좋은 생각을 불어넣는다. 생각은 반드시 실현된다. 숨을 쉴 때 숨결에 집중하고 좋은 생각을 하자. 상상력이 의지를 이긴다. 하겠다는 생각을 접고 이미지를 그리면서 호흡한다.

호흡 명상을 하면 기억력과 집중력이 향상될 뿐만 아니라 전두엽 피질이 두꺼워진다. 심장 박동과 호흡이 느려지면서 혈압이 조절된다. 또한 인지, 감정, 행복감을 관장하는 뇌 부위 피질의 가소성이 향상된다.

명상은 스트레스를 막아 주는 최고의 해독제다. 마음의 평화는 몸에 생명의 메시지를 보낸다. 반면 불안, 우울, 강박 등 해결되지 않은 갈등은 죽음의 메시지를 보낸다. 또한 명상은 통증의 한계점을 높여 주며 생물학적 나이를 낮춰 준다. 명상은 언제 어디서나 할 수 있으며 정서적 안정감을 주고 면역력을 강화한다. 학습 능력과 창의성도 발달시킨다. 행복감과 만족감을 높여 주고 평정심 유지에도 큰 도움이 된다.

5분 호흡 명상법

1. 조용한 장소에 편안한 자세로 앉는다.
2. 천천히 눈을 감는다.
3. 그 상태로 더욱 힘을 주어 눈을 감았다가 천천히 눈꺼풀에 힘을 풀면서 이완시킨다.
4. 머리에서 시작해 발끝까지 근육을 하나하나 의식하면서 천천히 이완시킨다.
5. 호흡에 집중한다. 코로 마시고 코로 내쉰다. 숨을 들이쉬면서 아랫배를 앞으로 천천히 내민다.
6. 편안하고 자연스럽게 숨을 내쉰다. 내뱉을 때마다 '하나'라고 조용히 말한다. 이후 반복해서 호흡한다.

삶은 촛불에 불을 켠 상태와 같다. 태어나는 순간 이미 죽음은 시작되었다. 언제 바람이 불어 꺼질지 모른다. 갓난아이는 주먹을 꼭 쥐고 태어난다. 한번 살아 보겠다는 의지의 표현이다. 4억분의 1을 뚫었으니 자신감이 충만할 수밖에 없다. 그런데 언제부턴가 자신감은 온데간데없이 사라지고 손을 빨고 뜯는다. 손에 힘이 풀린다.

죽음을 깊이 인식할수록 삶의 의미를 찾을 수 있다. 촛불은 주위가 어두울수록 더 밝은 빛을 내고 사람들에게 길잡이가 되어 준다. 종이 아파야 소리가 더 멀리 간다. 존재 자체로 빛이 되고 위로가 된다. 삶은 죽음으로 완성된다. 죽음이 있기에 삶이 의미를 가지는 것이다. 죽음 자체를 인생의 완성으로 받아들여야 한다. 언제 죽을지 모른다는 사실은 인생을 더욱 풍요롭게 한다.

창고에 곡식을 가득 채우기 위해 열심히 살았는데 느닷없이 삶이 끝날 수도 있다. 연금 저축 등으로 노후 대비를 다 해 두었는데 시한부 판정을 받을 수도 있다. 죽음을 앞둔 사람들의 이야기를 요약하면 다음과 같다.

1. 사랑하는 사람에게 사랑한다는 말을 많이 못 해 후회한다.
2. 자신을 아끼지 않았던 것을 후회한다.
3. 좀 더 의미 있는 삶을 살지 못해 후회한다.

그럼 어떻게 살아야 하는가?

1. 사랑을 적극적으로 표현한다.
2. 자신의 몸과 마음, 영혼을 잘 살핀다.
3. 의미 있는 인생이 되도록 삶의 방향을 잡는다.

사람은 현재밖에 살 수 없다. 현재를 희생하면 소중한 것을 잃어버리기 쉽다. 영구차 뒤에는 이삿짐 차가 따라갈 수 없다는 말이 있다. 갈 때는 누구나 빈손으로 간다. 조금 일찍 욕심과 염려를 내려놓고 몸과 마음의 건강을 살피며 살아야 한다.
1년에 한 번씩 유언장을 작성하면 근심과 걱정을 떨치는 데 도움이 된다. 생일, 새해 첫날, 오늘 등 시점은 중요치 않다. 오늘부터 1년을 살고 또 1년을 사는 것이다. 1년 뒤에 오늘의 유언장을 보고 수정해 보자.

버킷 리스트를 작성해도 좋다. 불안, 우울, 강박 등 마음의 병은 바로 앞의 현실적인 문제에 지나치게 매달리기 때문에 생기는 경우가 많다. 하지만 멀리 내다보고 자신이 사라진 후까지 생각해 본다면 삶을 보다 근본적으로 성찰할 수 있다.

끊임없는 욕심이 인생의 행복을 빼앗아 간다고 한다. 행복은 채움이 아니라 비움에서 온다고도 한다. 유언장을 쓰다 보면 생각이 정리되고 욕심도 차츰 사라진다. 자신을 비우는 데 도움이 된다.

나도 인간이기에 친구들이 사는 고층 아파트를 보면 우울감이 생길 때가 있다. 하지만 죽음을 생각하면 다 사라진다. 다른 이가 아닌 나 자신과 사랑하는 사람들을 다시 생각하게 된다. 삶에서 가장 중요한 것, 사랑할 것, 남겨야 할 것이 무엇인지 고민하는 시간이 인생을 더욱 풍성하게 만들어 준다.

준비 없이 태어났지만 죽음을 준비해 보자. 사람은 태어나면서부터 사망률 100%인 유전자를 갖고 있는 셈이다. 내일보다 깨어 있는 오늘의 정신으로, 병이나 사고로 생각이 흩어지기 전에 삶의 여정에 항상 함께하는 죽음에게 물어보자. 삶이 답할 것이다.

유언장

1. 나 지윤채는 지금 정신이 건강한 사람임을 선언한다. 육체적으로나 정신적으로 나를 스스로 돌볼 수 없게 된다면 어떠한 기계적인 생명 연장 장치도 거부한다. 죽음은 삶의 일부이니 자연스럽게 받아들이기를 원한다.

2. 오래전에 장기 기증 서약을 했다.

3. 장례식은 말씀과 찬양이 있는 기독교식으로 치러 주기 바란다. 먼저 안식에 드는 나를 기쁜 마음으로 보내 주었으면 한다.

4. 화장해서 햇빛 잘 드는 언덕 위에 수목장을 했으면 좋겠다. 바람이 부는 대로 바람을 맞는 나무가 좋다.

5. 남은 재산은 남편에게 상속한다. 만약 사고로 함께 죽음을 맞이한다면 아들과 딸에게 1/2씩 상속한다.

어느 날 나는 사라지고 나의 책과 영상이 남겠지요.

어렵고, 힘들고, 또 행복했습니다. 안녕, 나의 인생.

안녕, 나의 아들딸. 씩씩하고 행복하게 살아.

그리고 내 평생의 반쪽, 사랑하고 사랑했고 또 사랑합니다.

여러분도 사랑하며 사십시오.

어느 순간 희망이 없어 보이고 한 치 앞도 안 보여 불안하고 우울하더라도 그냥 오늘 한 걸음만 내딛어 봅시다. 우리는 두 걸음을 한 번에 걸을 수 없답니다. 왼발 오른발, 한 발씩 걷습니다. 그러니 한 걸음 한 걸음씩 걸어 봅시다. 풍경이 달라지고 또 다른 길이 보일 것입니다.

다시 걷고 뛰며 행복한 삶을 사시기 바랍니다.

행복한 인생은 어려움이 없는 삶이 아닙니다.

오히려 모든 어려움과 싸워서 눈부신 승리를 거두는 것이 진정한 행복이라고 생각합니다.

No Cross, No Crown.

삶은 힘들지만, 그래서 더 행복한 여행입니다. 다들 안녕히.

2021년 1월 1일 지윤채

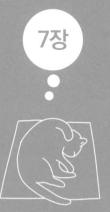

7장

건강한 잠을 위한
수면 치료

불안하니 생각이 많아지고, 우울하니 안 움직이고,
강박증 때문에 하루 종일 긴장 상태로 지낸다.
결국 누워도 잠이 안 오는 불면증이 찾아온다.
마음의 병 역시 치료의 핵심은 수면에 있다고 해도
과언이 아니다. 숙면하는 환경을 만들기 위해
노력해야 한다.

충분한 수면 시간
확보하기

지그문트 프로이트는 『꿈의 해석』에서 "꿈은 과부하 상태인 뇌의 안전밸브 역할을 한다."라고 했다. 수면은 음식이나 산소만큼 중요하다. 건강한 잠은 건강한 인생의 기본이다. 잠이 보약이라는 말이 있고, 미인은 잠꾸러기라는 말도 있다. 잠을 자야 피로가 회복되고 피부도 좋아진다는 뜻이다. 그런데 많은 이가 잠을 대수롭지 않게 생각한다. 이제는 수면을 진지하게 생각해 봐야 한다.

잠은 체세포가 재생하고 회복할 시간을 제공한다. 몸과 마음이 최적의 기능을 발휘하도록 준비시킨다. 면역 체계를 강화하고 기분을 나아지게 만들며 주의력과 집중력을 높여 준다. 게다가 충분한 수면은 고혈압, 심장병, 비만, 당뇨를 예방하는 효과도 있다. 또한 잠은 창의적 사고와 기억력을 증진시킨다. 학습한 내용을 장기 기억으로 저장하는 것도 수면 중에 이루어진다. 고민하던 문제를 생각하다 잠을 잔 뒤에 비로소 머리가 맑아지며 해결의 실마리를 찾는 경험을 하는 경우도 있다.

하버드 의과 대학 수면 의학과 교수인 로버트 스틱골드 박사는 "잠의 근본 목적은 깨어 있는 동안 흡수했던 정보들을 처리하는 것입니다. 깨어 있는 동안에는 이를 담당하는 영역이 작동하지 않습니다. 다른 일을 하느라 바빠서요."라고 말했다. 낮에 에너지를 사용한 뇌는 자는 동안에 버릴 것은 버리고 필요한 것은 저장해 내일을 준비한다. 학습과 성장은 자는 중에 이루어진다고 해도 과언이 아니다. 수면 중에 성장 호르몬이 두 배 이상 나온다는 사실만 봐도 알 수 있다.

슬리포노믹스Sleeponomics라는 신조어가 있다. 수면Sleep과 경제Economics의 합성어로 우리말로는 '수면 경제'다. 밤에 잠을 못 자는 현대인을 위해 개발되는 수면제 등 의약품, 침대, 베개, 수면을 돕는 음악 등 잠과 관련된 다양한 산업을 말한다. 수면 경제 규모는 2019년 기준으로 미국이 45조 원, 일본이 9조 원, 우리나라가 3조 원 정도다. 그만큼 잠을 제대로 못 자는 사람이 많다는 뜻이다.

밤에 잠 못 이루는 것은 몸과 마음의 불균형 때문이다. 뇌는 이미 지쳤는데 마음이 아직 잠들 준비가 안 되었기 때문이다. 하루 종일 사용한 머리와 몸을 쉬게 해야 하는데 마음이 준비가 안 되어서 못

잔다는 뜻이다. 스마트폰을 오래 사용해 뇌의 각성 상태가 지속되는 것이 원인 중에 하나일 수 있다.

불안, 우울, 강박 증상에 불면증이 따라 오는 경우가 많다. 불안하니 생각이 많아지고, 우울하니 안 움직이고, 강박증 때문에 하루 종일 긴장 상태로 지낸다. 결국 누워도 잠이 안 오는 불면증이 찾아 온다. 못 자니 피로는 가중되고 예민하며 우울하다. 학습과 업무 능력도 떨어진다. 모든 신체 질환뿐 아니라 마음의 병 역시 치료의 핵심은 수면에 있다고 해도 과언이 아니다. 잠은 면역 세포의 잠재 능력을 개선한다. 생각을 비우고 숙면하는 환경을 만들기 위해 노력해야 한다.

성인은 하루에 평균 7~9시간 정도 잠을 자야 한다. 나이가 들면 잠이 없어진다는 말이 있다. 하지만 잠을 잤는데도 계속 잠이 부족하고 피곤하다는 느낌이 든다면 수면 시간이 부족한 것이다. 수면 시간을 늘려야 한다. 하루 30분씩 늘려서 자신에게 가장 적당한 수면 시간을 찾고 지키도록 노력한다.

내일 일은 내일 고민하자

불면증의 가장 큰 원인 가운데 하나가 걱정과 고민으로 생긴 스트레스다. 공부, 돈, 부모, 자식, 장래 등등 걱정 없는 사람은 없다. 아무 걱정이 없는데 자기가 지금 누리는 모든 것이 사라질까 봐 염려해서 불안 장애가 오기도 한다. 은퇴 후에 연금으로 생활하며 남들의 부러움을 받는 사람이 자기 존재감이 없다며 힘들어하기도 한다. 빈 둥지 증후군, 갱년기 우울증 등 스스로 우울감에서 헤어나지 못하는 경우도 있다.

걱정이 있어서 불안하고, 걱정이 없어도 불안하다. 하지만 아무리 걱정해도 걱정거리나 우울감이 없어지시 않는다면 일단 잠을 자자. 생각을 비우고 내일 일은 내일 고민하기로 한다. 일단 잘 자는 것이 중요하다. 미래의 걱정과 과거의 후회로 시간을 보내기보다 잘 자는 일에 집중한다. 인생은 어차피 하루씩밖에 못 사는 것이다.

숙면을 돕는 생활 습관

1. 매일 일정한 시간에 자고 일정한 시간에 일어난다. 일어나는 시간을 일정하게 맞추는 것이 더 중요하다.
2. 낮 12시 이후에는 카페인 종류를 섭취하지 않는다.
3. 자주 스트레칭을 해서 근육과 몸에 쌓인 피로를 풀고 혈액 순환을 원

활하게 해 긴장을 완화한다.

4. 낮잠은 자지 않는다. 피곤해도 눈을 감고 쉬는 정도로만 한다.

5. 낮에 30분 이상 햇볕을 쬐며 걷는다.

6. 잠들기 1시간 전에는 TV, 스마트폰, 컴퓨터 등을 사용하지 않는다.

7. 미온수로 샤워를 하거나 반신욕, 족욕으로 근육의 긴장을 풀고 혈액
   순환을 돕는다.

8. 잠은 꼭 침실에서 자고 암막 커튼 등을 사용해 빛을 차단한다.

숙면에 도움이 되는 스트레칭

한 발로 균형 잡기

잠을 잘 자려면 머리를 비워야 한다. 한 발로 균형을 잡는 자세는 머리를 비우고 몸에 집중하는 데 도움이 된다.

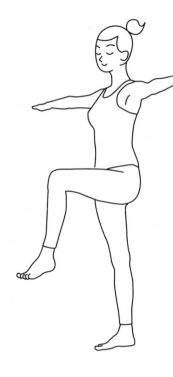

1. 바르게 선 상태로 몸의 중심을 오른쪽 다리로 옮기면서 왼쪽 다리를 살짝 든다.
2. 정면의 한 점을 응시하면서 양팔을 옆으로 뻗는다.
3. 무게 중심을 확인한 후 왼쪽 다리를 서서히 올려 직각이 되도록 한다.
4. 오른쪽도 같은 방법으로 한다. 스스로 중심을 잡을 수 있는 시간만큼 한다.

추 운동

하루 종일 수고한 상체와 척추를 이완시키는 동작이다. 상체를 천천히 바닥으로 늘어뜨리면서 팔과 머리의 무게를 이용해 근육을 부드럽게 풀어 준다.

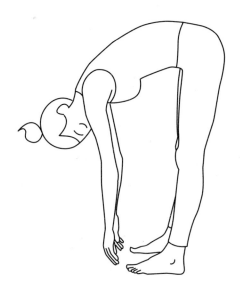

1. 양발을 어깨너비로 벌리고 시선이 배꼽을 향하도록 고개를 숙인다.
2. 머리를 천천히 아래로 숙여 척추를 동그랗게 구부리고 양팔을 아래로 늘어뜨린다.
3. 손끝이 바닥에 닿지 않을 만큼 상체를 숙인 상태에서 시계추가 흔들리듯 양팔을 전후좌우로 흔든다.

다리 올려 당기기

양손과 양발로 땅을 짚은 상태에서 한쪽 다리를 들어 올려 하체의 혈액 순환을 도와주는 동작이다. 저녁에 다리가 자주 붓는 사람은 매일 밤 꼭 챙겨서 하자.

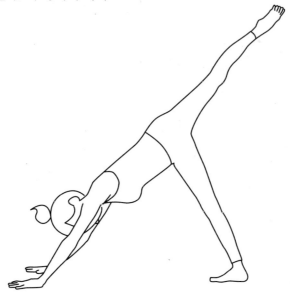

1. 양손과 양발로 땅을 짚은 상태에서 가볍게 걷듯이 움직이며 종아리를 풀어 준다.
2. 양손과 한 발로 중심을 잡고 다른 쪽 다리를 들어 올린다.
3. 발끝을 밀었다 당겼다 하면서 발목에 쌓인 긴장을 풀어 준다.
4. 반대쪽도 같은 방법으로 한다. 3회씩 반복한다.

상체 들기(뱀 자세)

허리와 골반을 교정해 주고 상체의 혈액 순환을 도와주는 자세다.

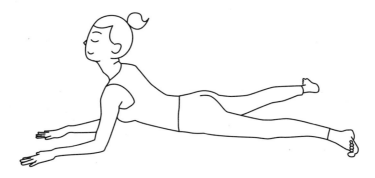

1. 바닥에 엎드린 자세에서 아래팔을 얼굴 옆에 둔다.
2. 다리를 넓게 벌리고 발끝은 바깥쪽으로 향하게 한다.
3. 상체를 들어 올리면서 엉덩이를 조인다. 10까지 세고 내려온
   다. 3회 반복한다.

브리지

척추와 골반의 균형을 잡아 주고 다리와 엉덩이의 근육을 강화
하는 자세다.

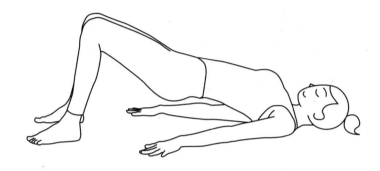

1. 팔다리를 쭉 펴고 눕는다.
2. 양발을 어깨너비로 벌리고 무릎을 세운다.
3. 양팔로 바닥을 짚으며 골반을 천천히 들어 올린다. 10까지
   세고 내려온다. 3회 반복한다.

누워서 몸 비틀기

허리와 온몸의 피로를 풀어 주는 자세다. 다만 허리 통증이나 디스크가 있는 사람은 피하는 것이 좋다.

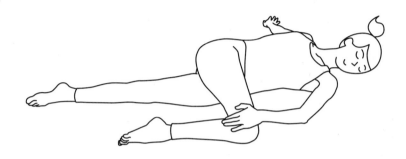

1. 누워서 오른 무릎을 세운다. 왼손으로 오른 무릎의 바깥쪽을 잡는다.
2. 왼손으로 오른 무릎을 서서히 왼쪽으로 당기면서 몸통을 비튼다.
3. 오른 무릎 안쪽이 바닥에 닿으면 천천히 복식 호흡을 한다.
4. 반대쪽도 같은 방법으로 한다.

모관 운동

말초 혈관을 자극해 온몸의 혈액 순환을 원활하게 하여 숙면에 도움이 되는 동작이다.

누운 상태에서 양 손발을 위로 들고 가볍게 털듯이 흔들어 준다.

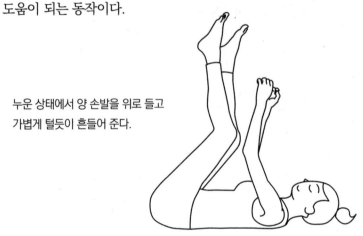

휴식 자세

스트레칭의 마무리 동작이다. 편안한 마음으로 동작을 정리한다.

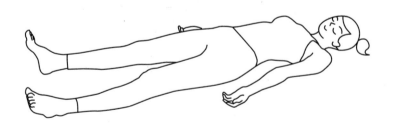

누워서 눈을 감고 천천히 복식 호흡을 한다.

수면 장애를 치유하는 지압과 마사지

머리

머리를 마사지하면 긴장이 풀려 몸과 마음이 편해진다.

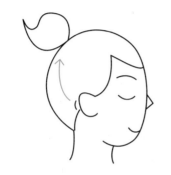

1

양손 엄지로 귀 뒤의 튀어나온 뼈 아래 옴폭한 곳에서 뒷머리 중심까지 힘주어 밀듯이 지압한다.

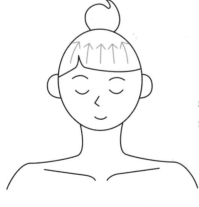

2

양손 여덟 손가락으로 앞머리 발제 부위부터 백회 방향으로 머리카락을 천천히 쓸어 올린다.

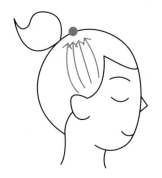

3

양손 여덟 손가락으로 옆머리 발제 부위
부터 백회 방향으로 머리카락을 천천히
쓸어 올린다.

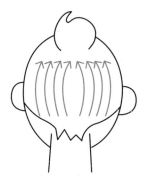

4

1. 양손 여덟 손가락으로 뒷머리 발제
   부위부터 백회 방향으로 머리카락을
   천천히 쓸어 올린다.
2. 마무리하는 느낌으로 머리 전체를 가
   볍게 톡톡 쳐 준다.

발

발을 지압하고 마사지하면 몸이 이완돼 숙면에 도움이 된다.

양발을 서로 가볍게 부딪치면서 혈액 순환
이 잘되게 자극한다.

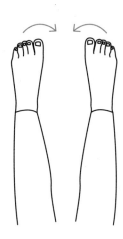

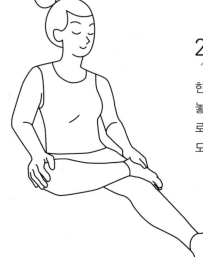

2

한쪽 발을 반대쪽 다리 위에 올려
놓는다. 뒤꿈치 전체를 손바닥으
로 감싸 쥐고 마사지한다. 반대쪽
도 같은 방법으로 한다.

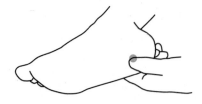

3

발뒤꿈치 중앙에 있는 실면혈을 엄지손
가락으로 꾹꾹 눌러 준다. 반대쪽도 같
은 방법으로 한다.

4

발뒤꿈치부터 무릎 뒤 오금을 향해
종아리를 지압한다. 반대쪽도 같은
방법으로 한다.

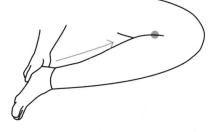

몸의 긴장을 푸는
이완 훈련

스트레칭과 마사지를 했는데도 잠들기 어렵다면 몸을 이완시키는 동작을 한다. 몸에서 긴장과 피로가 느껴진다면 살짝살짝 몸을 움직이면서 이완 훈련을 한다. 편안하게 누운 상태로 다음과 같이 행동하며 생각해 보자.

1. 머리를 살짝 들었다가 바닥으로 놓으면서 내 머리는 무겁고 피곤하고 졸리다.
2. 눈을 살짝 떴다가 다시 감으면서 내 눈은 무겁고 피곤하고 졸리다.
3. 입을 한 번 크게 벌렸다가 닫으면서 내 온 얼굴은 무겁고 피곤하고 졸리다.
4. 턱을 살짝 위로 들었다가 아래로 내리면서 내 목은 무겁고 피곤하고

졸리다.

5. 양어깨를 귀 쪽으로 살짝 들었다가 내리면서 내 어깨는 무겁고 피곤하고 졸리다.

6. 양팔을 살짝 들었다가 바닥에 내려놓으면서 내 팔은 무겁고 피곤하고 졸리다.

7. 등 윗부분을 살짝 들었다가 바닥에 내려놓으면서 내 가슴과 등은 무겁고 피곤하고 졸리다.

8. 허리를 살짝 들었다가 바닥에 내려놓으면서 내 배와 허리는 무겁고 피곤하고 졸리다.

9. 엉덩이를 살짝 들었다가 바닥에 내려놓으면서 내 엉덩이와 골반은 무겁고 피곤하고 졸리다.

10. 양발을 살짝살짝 맞부딪치면서 내 다리는 무겁고 피곤하고 졸리다.

11. 발끝을 머리 쪽으로 살짝 당겼다가 풀면서 내 발은 무겁고 피곤하고 졸리다.

12. 끝으로 내 온몸은 무겁고 피곤하고 졸리다.

수면을 유도하는
최면

스스로 하는 최면으로 누구나 쉽게 수면을 유도할 수 있다.

1. 편안한 자세로 눕는다.

2. 시선을 약간 위로 하여 천장의 한 지점을 응시한다. 어두우면 한 점을 상상하고 응시한다. 천천히 1부터 20까지 세어 본다. 얼마 지나지 않아 눈꺼풀이 무겁게 느껴지기 시작한다. 서서히 눈을 감는다.

3. 최대한 숨을 깊이 들이마시고 아주 천천히 내뱉는다. 반복하여 세 번 천천히 호흡한다. 숨을 들이쉴 때마다 가슴과 배가 올라가는 것을 느끼며 평화롭고 고요하게 숨 쉰다. 숨을 내쉴 때마다 가슴과 배가 이완되는 것을 느끼면서 모든 긴장을 없앤다.

4. 눈꺼풀 근육에 최대한 힘을 주고 감는다. 그러고 나서 눈꺼풀을 천천

히 이완시킨다. 눈꺼풀이 얼마나 이완되어 있는지를 기억한다. 이후 눈꺼풀 근육의 이완이 얼굴 근육 전체로 퍼져 나간다고 상상한다. 얼굴부터 목, 어깨, 팔, 가슴, 하복부, 다리를 지나 발끝까지 확산시킨다.

온몸이 이완되었음을 느끼고 나면 자신이 에스컬레이터의 맨 위에 있다고 상상해 보자. 에스컬레이터가 내려가면 천천히 20부터 거꾸로 세어 본다. 에스컬레이터가 맨 아래에 도착할 때쯤이면 몸이 더욱 이완되어 있을 것이다. 몸이 매우 편안한 상태가 되었으면 다음과 같이 천천히 생각한다. 잠들 때까지 반복하면 된다.

1. 내 머리가 나른히고 피곤하고 잠이 온다.

2. 내 양 눈과 눈꺼풀이 나른하고 피곤하고 잠이 온다.

3. 내 온 얼굴이 나른하고 피곤하고 잠이 온다.

4. 내 목이 나른하고 피곤하고 잠이 온다.

5. 내 양팔이 나른하고 피곤하고 잠이 온다.

6. 내 가슴과 등 위쪽이 나른하고 피곤하고 잠이 온다.

7. 내 배와 등 아래쪽이 나른하고 피곤하고 잠이 온다.

8. 내 양다리가 나른하고 피곤하고 잠이 온다.

9. 내 양발이 나른하고 피곤하고 잠이 온다.

10. 내 온몸이 나른하고 피곤하고 잠이 온다.

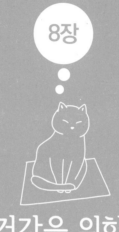

8장

건강을 위한
생활 습관

인간은 천지자연에 상응한다는 말이 있다.
원활한 생리 활동과 심리 활동을 유지하려면
인간이 자연계 변화에 순응해야 한다는 뜻이다.
흙과 자연을 사랑하고 가까이 하며 순응하는
삶을 살아야 한다.

몸 건강이
마음 건강의 비결

　몸 건강과 마음 건강은 같을까 다를까? 몸을 건강하게 만드는 것은 쉽지 않을까? 헬스나 요가 등을 하면서 건강한 음식을 먹으면 누구나 건강한 몸을 가질 수 있지 않을까? 맞는 말이다. 그런데 마음 건강을 지키는 것도 같은 맥락이다. 마음도 몸처럼 관리하면 건강해질 수 있다.

　비만이거나 허약한 몸을 가진 사람의 특징이 무엇인가? 인스턴트식품이나 달콤한 음식을 먹으며 소파에 기대 육신의 안락을 도모하면 살이 찔 수밖에 없다. 음주나 흡연을 하고 몸을 관리하지 않아도 우리 몸은 허약해진다. 마찬가지로 마음 역시 얼마든지 병들게 할 수도 있고 건강하게 가꿀 수도 있다. 마음 건강을 지키는 최고의 방법은 바로 몸을 건강하게 관리하는 것이다.

일본에서 사람의 뇌 혈류를 운동 전과 후에 적외선 센서로 관찰하는 실험을 한 적이 있다. 그 결과 겨우 15분의 운동으로도 감정을 조절하는 뇌 회로의 활동량이 증가했다. 또한 신경 전달 물질인 세로토닌의 수치도 높아졌다. 이는 몸을 건강하게 관리하는 것이 마음을 가꾸는 최고의 지름길이라는 사실을 보여 준다.

한의학의 첫 번째 핵심은 정체론이다. 인체를 하나의 유기적인 정체로 본다. 한의학에서는 정신 현상의 구체적인 표현으로 나타나는 감정을 희喜, 노怒, 사思, 우憂, 비悲, 공恐, 경驚의 7정情으로 나눈다. 그리고 감정 역시 오장五臟과 관련되어 있다고 본다.

감정을 통괄하는 것은 심장이 간직하고 있는 신神이다. 그래서 『동의보감』에서는 신통칠정神統七情이라 하여 심心은 신神을 간직하고 온몸의 군주가 되어 칠정을 통솔하고 온갖 일을 처리한다 했다. 한의학에서의 심장은 현대 의학에서 말하는 심장heart을 뛰어넘는 정신의 세계이며 모든 감정을 다스리는 장기다. 칠정 중에 경은 공포의 변형이라 할 수 있고 우와 비는 같은 감정의 표현이라 볼 수 있다. 그래서 희, 노, 사, 비, 공의 다섯 감정으로 정리하여 오장에 배속하였다. 심장은 희, 간장은 노, 비장은 사, 폐장은 비, 신장은 공이다.

예를 들어 자주 성을 내면 간 기능이 약해지고 심한 경우 기질적 간 질환의 원인이 되기도 한다. 거꾸로 과로나 과음으로 간 기능에 이상이 생기면 매사에 성을 잘 내고 짜증스러워진다. 간 기능이 약해지면 용기가 없어지고 무기력 상태에 빠진다. 신장의 경우도 마찬가지다. 잘 놀라고 공포를 자주 느끼면 신장 기능이 약해진다. 맵고 짠 음식으로 신장 기능이 떨어지면 수액 대사에 문제가 생겨 조그만 일에도 겁을 내게 된다.

이처럼 정신 작용도 장기인 오장과 관련지어 생각하는 것이 한의학의 정체론이다. 인체를 구성하는 요소와 조직 기관을 불가분의 관계라고 전제한다. 따라서 한의학에서는 정신 질환의 치료 목표를 오장 기능 조절에 둔다. 마음의 병을 육신을 치료하여 회복시킨다는 것이 한방 정신 치료의 방향이다. 마음이 마음대로 안 되는 것이 마음의 병이기 때문에 몸으로 치료를 시작하면 도움이 된다. 육체와 정신은 동전의 양면처럼 같이 간다.

한의학은 오래된 학문이고 시대에 맞지 않는다고 생각할 수도 있다. 하지만 인간이 나타내는 구체적인 생리 현상을 관찰하여 체계화한 경험 의학이기 때문에 부인할 수 없는 실증적 학문이다. 정신 작용과 오장의 관계도 마찬가지다. 현상을 토대로 감정 변화가 오장 기능에 미치는 영향을 관찰해 증후학적 측면에서 체계화했다. 그러므로 현대화에 따라 급증하는 마음의 병에 한의학의 관점과 치료가 더 큰 도움이 될 수도 있다.

한의학의 두 번째 핵심은 인체 소우주론이다. 인체를 대우주에 상응하는 소우주로 본다. 인간은 천지자연에 상응한다는 말이 있다. 원활한 생리 활동과 심리 활동을 유지하려면 인간이 자연계 변화에 순응해야 한다는 뜻이다. 흙과 자연을 사랑하고 가까이 하며 순응하는 삶을 살아야 한다.

도시화, 현대화가 진행되고 환경이 오염되어 자연 파괴가 날로 심각해지면 새로운 질병과 바이러스가 더욱 창궐하는 것은 당연한 이치다. 사람이 자연에서 멀어지고 스마트폰과 컴퓨터, 텔레비전, 대중 매체에 과도하게 노출되면 피로도가 높아지고 신체와 정신이 병든다. 사람은 틈날 때마다 자연을 가까이 해야 건강한 몸과 마음을 가질 수 있다.

자연을
가까이 하기

산이나 숲으로 가자. 햇볕을 쬐자. 『월든』의 작가인 헨리 데이비드 소로는 "천국은 머리 위뿐 아니라 발밑에도 있다."라고 했다. 그렇다. 천국은 마음으로 누릴 수도 있지만 몸으로 먼저 누려야 한다. 그러려면 발로 많이 움직여야 한다. 매일 30분 동안 맨발로 땅을 밟으면 몸 안의 전기적 안정성을 복구시켜 신체 리듬과 기능을 되찾을 수 있다. 땅의 에너지로 몸의 균형을 되찾아 염증, 피로, 통증, 스트레스, 불면증 등 다양한 문제를 개선할 수 있다.

말기 암에 걸린 사람이 모든 것을 포기하고 산에 들어가 생활하며 자연식으로 병을 고쳤다는 이야기를 자주 듣는다. 흔히 '자연인'이라 불리는 사람 대부분은 사회에서 극도의 스트레스를 받아 몸이 쇠약해진 상태에서 산으로 들어간다. 그중 대다수가 산 생활을 하면서 건강을 회복했다고 말한다. 이유가 무엇일까? 간단하다. 스트레스를 받지 않고 건강한 음식을 먹고 부지런히 노동을 했기 때문이다.

사람은 흙에서 태어나 흙으로 돌아가는 존재다. 그러므로 흙을 가까이 하는 생활은 생명력을 회복시킨다. 국토의 70%가 산인 우리나라에서는 쉽게 산으로 갈 수 있다. 외국에서는 산을 보려면 하루 종일 차를 몰고 가야 하는 경우가 많다. 얼마 전 세계에서 근로 시간이 가장 길고 술을 많이 마시는 한국인들의 장수 비결을 분석하는 기사를 본 적이 있다. 답은 최소한 일주일에 한 번씩은 등산을 하는 사람이 많기 때문이었다.

걷기는 상상 이상으로 몸과 마음을 건강하게 만든다. 산이 아니라 집 앞 공원도 좋고 학교 운동장도 좋다. 사람은 걸어야 한다. 주말마다 등산복을 챙겨 입고 산을 오르는 사람들을 보면 얼굴에 웃음이 가득하다. 자연으로 가까이 갈수록 생명력이 살아나고 행복감도 높아진다. 또한 기억력, 학습 능력, 인지 기능 향상에도 도움이 된다.

독일에서는 고등학교 3학년이 되면 체육 시간을 대폭 늘려 준다고 한다. 대입을 위해 공부를 많이 하는 학생들의 학습 능률을 높여 주려는 시도다. 우리나라는 도리어 체육 시간부터 줄인다. 이는 운동이 주는 학습 효과에 무지해서 저지르는 잘못이다.

청력, 청지각을 깨우는 최고의 음악은 자연의 소리다. 공부를 잘하는 학생들은 대부분 청지각이 뛰어나다. 선생님 말을 귀담아듣는 능력이 뛰어나다는 뜻이다. 학습 능력이 우수한 아이들은 수업에 집중하는 것만으로도 훌륭한 성취를 보인다. 공부를 잘하고 뇌의 학습 효율을 높이려면 산에 가서 새가 지저귀는 소리를 들어 보자. 강에 가서 물이 흐르는 소리를 들어 보자. 바다에 가서 파도치는 소리를 들어 보자. 바람에 흔들리는 나뭇잎 소리를 들어 보자. 자연의 소리는 오염된 뇌와 귀를 깨끗이 정화해 준다.

그리고 좋은 공기를 마시자. 제일 좋은 공기는 숲에서 마시는 신선한 공기다. 피톤치드가 넘치는 숲에 가만히 앉아서 숨만 쉬어도 폐와 몸이 정화되고 마음이 행복해진다.

햇빛 역시 몸과 정신에 막대한 영향을 미친다. 햇볕을 충분히 쬐지 않으면 면역 기능이 떨어지고 불안, 우울, 강박 등 정서적인 불안정 상태에 빠지기 쉽다. 일어나면 일단 커튼을 걷고 빛을 최대한 받아들이자. 빛이 가득한 방에서 생활하고 하루 30분 이상은 실외에서 햇볕을 쬐면 좋다. 밝은 햇빛은 세로토닌 생성을 돕는다. 또한 숙면을 돕는 멜라토닌 분비를 촉진한다.

일조량이 적고 비가 많이 오는 유럽에는 햇볕이 좋은 날 일광욕을 즐기는 사람들이 많다. 햇볕을 온몸으로 받기 위해 노력한다. 우리나라는 나가기만 하면 아침부터 저녁까지 마음껏 햇볕을 쬘 수 있는 환경이다. 그러니 아침이나 점심시간에 햇볕을 쬐자. 일이나 공부를 하다가 혹은 잠시 쉬는 시간에도 짬짬이 햇볕을 쬐자. 시간을 내기 힘들다면 오가는 길에서라도 햇빛을 보자. 나가기 힘들다면 실내에서 자연광에 가까운 5파장 조명 기구를 이용해도 도움이 된다.

바디 버든
줄이기

바디 버든Body burden은 몸속에 축적된 유해 물질의 총량을 뜻한다. 오염된 공기, 차량 배기가스, 가공된 음식, 변형된 식재료, 온갖 세제와 방향제 등 편리한 생활을 돕는 수많은 제품에 유해 물질이 들어 있다. 담배와 약, 무분별한 건강식품의 남용 등도 우리 몸을 유해 물질에 노출시킨다.

몸에 축적된 바디 버든이 몸의 면역 반응을 넘어서면 자가 면역 질환의 원인이 된다. 뇌에도 치명적인 영향을 끼쳐 불안, 우울, 건망증, 만성 피로, 주의력 결핍, ADHD 등으로 나타난다. 만약 조그만 일에도 짜증이 나고, 기억력이 나빠졌으며, 숙면을 못 하고, 항상 피곤하다면 몸과 마음 그리고 뇌 건강에 주의를 기울여야 한다.

대부분의 사람에게 무해해 보이는 물질이 일부 사람에게는 면역

계의 과잉 반응을 유도하는 경우가 있다. 그러면 자가 면역 질환으로 일상생활에 어려움을 겪고 심하면 생명의 위협까지 느낄 수 있다. 당장은 괜찮을지라도 유해 성분은 몸에 고스란히 축적되기 때문에 조심해야 한다.

요즘에는 문신을 하는 사람이 많아지고 있다. 보통 문신 잉크에는 유독성 중금속과 프탈레이트라는 내분비계 교란 물질이 다량 포함되어 있다. 문신으로 몸이 고농축 독성 화학 물질에 노출되면 면역계가 과잉 반응을 할 수 있으니 주의가 필요하다.

담배는 4천여 가지의 화학 물질로 구성되어 있다. 그중에서 가장 큰 피해를 주는 대표적인 3가지 물질이 니코틴, 타르, 일산화탄소다. 니코틴은 독성이 강한 무색의 중독성 물질이며 타르는 발암 물질이다. 일산화탄소는 산소 결핍을 일으키는 무색무취의 유해 가스다. 한번 흡입된 담배의 유독 물질 중 일산화탄소는 전량 흡수되고 니코틴은 90%가 뇌에 도달한다. 타르의 70%는 기도에 축적된다.

흡연자들은 불안하고 우울한 기분을 달래는 데 담배가 도움이 된다고 말한다. 하지만 술은 술을 부르고 담배는 줄담배를 부른다. 흡연이 도리어 불안, 우울, 강박을 더 가중시킨다는 사실을 알지 못한다. 우선 담배를 껌으로 바꿔 보자. 껌을 씹으면 뇌 활성도가 증가하고 집중력 향상에도 도움이 된다.

생활 속 유해 물질을 줄이는 방법

1. 환경 호르몬을 유발하는 매트, 가구, 플라스틱 제품, 일회용품 사용을 줄인다.

2. 문신, 담배 등 인체에 유해한 것들은 피한다.

3. 화학 성분이 있는 화장품, 생리대, 목욕 제품, 세제 사용을 줄인다.

4. 유전자 변형 제품이나 가공식품보다는 유기농 식품을 고른다.

혈액 순환을 돕는
반신욕 하기

성인은 상체 온도가 높고 하체 온도가 낮다. 불안, 우울, 강박이 있다면 활동량이 떨어지니 몸이 추워지고 온몸의 혈액 순환이 원활하지 않다. 특히 불안이나 강박이 있으면 끊임없이 부정적인 생각이 이어지기 때문에 뇌로 가는 혈류량이 증가하고 말초 혈관의 혈액 순환이 잘되지 않는다.

혈액 순환을 도와주고 면역력을 보강하는 가정 내 온열 요법에는 족욕, 각탕, 반신욕 등이 있다. 족욕이나 각탕은 다리나 발만 뜨거운 물에 담가 상열로 깨진 몸의 조화를 조정하는 방법이다. 체열 진단기로 온몸을 찍으면 제일 차게 나오는 부위가 발목이다. 40도 정도의 물에 복숭아뼈까지 발을 담그고 뜨거운 물을 계속 보충한다. 족욕이나 각탕은 땀이 약간 배어날 정도로 한다. 이불을 덮어

쓰고 뜨거운 물을 마시면서 하면 더욱 좋다. 하루 종일 쌓인 하체와 종아리 근육의 피로를 풀 뿐만 아니라 온몸의 혈액 순환을 돕고 노폐물 배출을 유도해 숙면에도 좋다. 족욕이나 각탕 후 바로 걸으면 발목과 발에 무리가 갈 수 있으므로 자기 전에 한다.

반신욕은 온몸의 긴장을 풀어 주고 피로를 회복시키고 혈액 순환을 돕는 좋은 방법이다. 직립 보행하는 인간은 네발로 걷는 짐승에 비해 혈액 순환이 잘되지 않는 구조적인 문제가 있다. 반신욕으로 하체의 혈액 흐름을 늘려 몸 전체의 순환을 도와주자.

한의학에는 '수승화강'이라는 건강법이 있다. 찬 기운은 위로 올리고 뜨거운 기운은 아래로 내려야 건강하다는 원리다. 즉, 심장의 가벼운 화기가 아래로 잘 내려와야 전체 순환에 이롭다. 수승화강 기능이 저하되면 위로 상기된 열이 안면과 안구 건조, 상열감을 일으키고 불안, 긴장, 초조 등의 증상을 불러온다. 그러면 하체는 혈액 순환이 안되어서 만성 피로, 수족 냉증, 저림 증상 등이 생긴다.

따뜻한 물에서 하는 반신욕은 수승화강 작용을 활성화해 온몸의 혈액 순환을 돕는다. 반신욕을 할 때는 체온보다 높은 온도의 물에 하체를 담아 상체와 균형을 맞춘다. 37~39도 정도의 물로 식사 1시간 뒤에 20~30분 동안 한다. 부교감 신경이 자극되어 인슐린 분비가 많아지기 때문에 공복으로는 하지 않는다. 반신욕, 각탕, 족욕 후에는 바로 양말을 신어 하체의 체온을 지켜 준다.

반려동물이나
식물 키우기

'내 어깨 위 고양이'라는 영화가 있다. 마약에 중독된 노숙자가 고양이를 키우면서 자신의 인생을 되찾았다는 실화를 바탕으로 만든 영화다. 반려동물과의 친밀한 관계는 인간 대 인간의 관계만큼 긍정적인 힘이 있다.

반려동물이 건강에 어떤 영향을 미치는지 알아보기 위해 동물을 키우는 사람 784명을 포함해 총 6천 명의 건강 상태를 조사한 통계가 있다. 그 결과 반려동물을 키우는 사람이 그러지 않은 사람보다 콜레스테롤 수치가 낮았으며 혈압도 양호했다. 또한 심리 상태가 건강하고 자아 존중감도 높았다. 게다가 반려동물은 스트레스도 낮춰 주는 것으로 나타났다. 반려동물과 좋은 시간을 보내면 이전에 느끼지 못했던 행복을 찾을 수 있기 때문에 정서 불안이나 우울에서 자연스럽게 벗어날 수 있다. 무엇보다 한 생명을 끝까지 책임진다는 자세가 자신을 더욱 가치 있고 풍성한 존재로 만들어 준다.

동물을 키우기 힘든 환경이라면 식물을 길러도 좋다. 꽃과 나무에 사랑의 말을 해 보자. 숲에 갈 시간이 없다면 자연을 집으로 들이면 된다. 반려식물 몇 종류를 집으로 들이기만 해도 좀 더 좋은 공기를 마실 수 있다. 아이비나 스킨답서스처럼 키우기 쉬운 공기정화 식물을 길러 보고 계절마다 꽃 화분도 들여 보자.

식물은 이산화탄소를 흡수하고 산소를 공급한다. 기공으로 흡수하거나 표면에 있는 털에 흡착하는 방식으로 실내 미세 먼지도 제거한다. 또한 환경 오염 물질인 일산화탄소와 포름알데히드 등을 제거하고 실내 온도와 습도를 조절한다. 실내에 건강한 화초를 키우면 공기 청정기 못지않은 효과를 볼 수 있다.

식물을 기르면서 정서적인 교감을 하고 함께 삶을 살아 보자. 식물의 성장, 향기, 색깔, 모양은 안정감을 주고 삶에 기쁨과 위로가 된다. 또한 생활하는 공간에서 자연을 느끼며 일상의 스트레스를 해소하게 돕는다.

영혼을 맑게 하는
음악 듣기

미국의 싱어송라이터인 빌리 조엘은 "음악은 음표 속에 있는 것이 아니라, 그 사이에 있는 침묵 속에 있다."라고 했다. 또한 모차르트는 "언어보다 더 많은 의미가 담긴 음악이 있다."라고 했다. 어떤 음악은 듣기만 해도 가슴이 녹아내리고 눈물이 난다. 삶을 되돌아보게 하고 위로와 힘을 준다. 좋아하는 음악을 조용히 들어 보자. 클래식 음악, 발라드, 트로트 어떤 음악이든 좋다. 시각 중심에서 청각 중심으로 사고를 이동시켜 즐겁고 편안한 시간을 가져 보자.

소음은 고혈압, 불면증, 소화 불량, 위궤양, 기분 장애, 우울증 등 스트레스성 질환을 유발한다. 도시에서는 날마다 자동차, 사이렌, 공사장 등 수많은 소음에 시달린다. 아파트에 산다면 층간 소음과 다른 집의 개 소리까지 신경 쓰이기도 한다. 하지만 현대인은 뇌를 오염시키는 소음 공해를 중화하지 못하고 방치하는 경향이 있다. 스마트폰이 일상화된 요즘은 유튜브나 영화, 게임 등 자극적인 소리와 음악에 고스란히 노출된 채 산다. 그래서 난청과 이명, 이석증을 호소하는 사람이 해마다 늘어나고 있다.

아름다운 소리를 들으면 소음 공해를 상쇄할 수 있다. 캘리포니아 대학교수이자 신경 과학자인 고든 L. 쇼와 위스콘신 대학교 심리학과 교수 프랜시스 H. 라우셔가 공동 연구하여 1993년 〈네이처〉에 발표한 논문이 있다. 학생을 세 집단으로 나누어 첫 번째 집단에게는 모차르트의 '두 대의 피아노를 위한 소나타 D장조'를 들려주었다. 두 번째 집단에게는 같은 시간 동안 어떤 음악도 듣지 않은 채 있도록 했다. 세 번째 집단에게는 뉴에이지 음악을 들려주었다. 모든 참가자는 실험 전과 후, 두 차례에 걸쳐 공간 추론 능력을 검사받았다. 그 결과 모차르트 음악을 들은 그룹은 공간 추론 검사에서 실험 전보다 높은 점수를 받았다.

이 현상을 '모차르트 효과'라고 한다. 그때부터 사람들은 클래식 음악, 그중에서도 모차르트 음악이 두뇌 발달에 도움이 된다고 믿기 시작했다. 식물에게 모차르트 음악을 들려주면 성장이 촉진되고 장미의 향이 강해진다는 실험 결과가 나오기도 했다. 젖소에게 모차르트 음악을 들려주니 우유 생산량이 늘었다는 보고도 있다. 병실에 모차르트 음악을 비롯한 클래식 음악을 틀어 놓았더니 환자들의 회복이 빨라지고 행복감이 높아지며 의료진의 긴장감이 완화되었다는 보고도 있다. 모차르트 음악을 들은 후에는 학습, 기억, 신경 성장, 시냅스 형성을 관장하는 신경 전달 물질 수치가 더 높게 나온다.

조용한 실내에서는 영혼을 맑게 하는 소리를 듣자. 무엇보다 자신이 좋아하는 음악을 들으면 큰 도움이 된다.

활발하게
관계 맺고 소통하기

    활발한 인간관계는 면역 체계를 강화하고 인생을 풍요롭게 한다. 관심 분야의 강좌를 듣는 것도 좋은 방법이다. 탁구, 테니스 등 운동 모임도 좋고 평소에 관심이 있었던 외국어 강좌, 요리, 꽃꽂이, 그림 그리기, 독서모임 등 다양한 사회 활동도 도움이 된다. 종교 생활을 하는 것도 훌륭한 방법이다.

    사람은 강한 척하지만 약한 존재다. 서로를 위로하고 응원하고 의지하면서 살아야 한다. 내 얘기를 하는 것도 중요하지만 누군가의 이야기를 들어 주고 공감하는 것이 더욱 중요하다.

    상대가 다가오기를 기다리기보다 먼저 손을 내밀어 보자. 굳이 이성 간의 교제가 아니더라도 관심이 가는 선배나 후배가 있다면 같이 영화를 보거나 강의를 들어도 좋다. 그리고 함께 식사를 하자.

둘도 좋고 셋도 좋다. "식탁 앞에서는 누구도 늙지 않는다."라는 이탈리아 속담이 있다. 같이 어울려 식사를 하면 늙지 않는 행복한 시간을 향유할 수 있다.

봉사는 더욱 좋은 일이다. 동물 보호소, 호스피스 병동, 학교, 고아원 등에서 하는 봉사는 삶의 의미와 목적을 돌아보게 하는 좋은 방법이다. 온라인 강의나 비대면 수업으로도 얼마든지 사회성을 넓혀 갈 수 있다. 어쩌면 외로워서 불안, 우울, 강박이라는 늪으로 빠지는 것일 수도 있다. 나가기가 힘들다면 온라인으로 소통하자. 상대를 통해 나를 보고 위로를 주고받는 좋은 경험을 할 수 있다. 활발한 인간관계는 면역 체계를 강화해 인지 기능을 향상시키기도 한다. 좋은 글이니 영상에 하트를 보내는 행위도 상대에게 힘을 주고 위로를 건네는 공감의 방법이다.

즐겁게
요리하기

사람은 맛있는 요리를 먹으면 기쁘다. 요리하거나 먹는 모습을 보는 것도 사람을 즐겁게 한다. 먹방, 쿡방이 인기인 이유다.

사이좋은 남매를 키우는 부모의 이야기가 담긴 잡지 기사를 접한 적이 있다. 어느 날 사고로 큰아들을 잃은 부모는 큰 충격을 받고 힘든 시간을 보냈다. 그러다 정신을 차리고 보니 딸이 실어증에 걸려 있었다. 아이도 다정한 오빠를 잃었는데 아무도 그 상실감을 위로해 주지 못했던 것이다. 그제야 심리 치료와 언어 치료를 하러 다녔지만 전혀 차도가 없었다.

어느 날 엄마는 요리 학원에 볼일이 있어 아이를 데리고 갔다. 그런데 엄마가 선생님과 얘기하는 동안 아이가 밀가루를 가지고 놀면서 표정이 살아나는 모습을 발견했다. 곧장 아이에게 요리를 가르

쳤다. 아이는 요리를 하며 다시 재잘거리기 시작했고 마음의 평안과 즐거움을 찾았다. 그 아이는 지금 요리사가 되었다.

요리에는 사람을 치료하는 힘이 있다. 자신을 위해 요리해 보자. 다른 이를 위해 요리할 수 있다면 더욱 좋다. 요즘은 유튜브로 쉽게 요리를 배우고 따라 할 수 있으니 쉬운 요리부터 하나씩 해 본다. 입도, 몸도, 마음도 즐거울 것이다. 건강하고 맛있는 요리를 하자. 신선한 재료로 나를 위한 요리를 즐기자. 자극적이고 사진 찍기 좋은 음식보다는 몸과 마음을 풍성하게 만드는 요리가 좋다.

나는 쉽고 간단하고 건강한 요리에 관심이 많다. 그래서 건강한 요리를 유튜브에 올리는 중이다. 앞서 소개한 요리 중 일부를 유튜브에 소개했으니 참고하면 도움이 될 것이다.

편한 마음으로
그림 그리기

불안 장애, 우울증, 공황 장애로 힘들었는데 그림을 그리면서 안정을 찾았다는 사람이 많다. 때로 그림은 언어보다 더 많은 말과 감정을 보여 준다. 반 고흐는 렘브란트의 그림을 보면서 신이 있음을 느낀다고 했다.

그림 그리기의 장점

1. 그림을 그리는 시간 동안 생각을 비우고 시간과 공간의 개념도 뛰어넘을 수 있다.
2. 창작의 기쁨, 성취의 만족감이 있다.
3. 풍경화를 그린다면 자연의 아름다움을 같이 누릴 수 있다.

4, 추상화를 그린다면 창의성과 상상력이 풍부해진다.

5. 연필과 종이만 있으면 바로 시작할 수 있다.

　지인 중 성공한 사업가로 활발하게 활동하던 분이 있다. 그런데 어느 날 그는 시한부 6개월 판정을 받았다. 하루하루 자신을 한탄하며 죽을 날만 기다리다가 그림을 한번 그려 보라는 의사의 권유를 받았다. 별 기대 없이 그림을 그리기 시작했는데 병이 다 나아서 여전히 삶을 이어 가고 있다.

　그림에는 마음을 위로하는 힘이 있다. 굳이 잘 그리려고 할 필요는 없다. 편한 마음으로 그리다 실력이 향상되어 작품전을 할 정도가 된다면 또 다른 기쁨이 될 수도 있다. 그저 손과 마음이 가는 대로 표현해 보자.

감사를
생활화하기

일이 안 풀리면 누구나 자신감, 자존감이 떨어진다. 장래가 걱정되고 불안하니 우울 증상이 나타날 수도 있다. 힘든 시기를 겪을 때는 시각을 재조정하기 위해 감사 목록을 작성하면 도움이 된다.

매일 아침 커피를 마시며 감사 목록을 작성해 본다. 가족이 잠든 시간인 저녁도 좋다. 작성한 감사 목록을 머릿속으로 하나씩 되뇌며 떠오르는 느낌을 온전히 받아들이고 온몸으로 퍼트린다. 그리고 나서 기분을 다시 점검해 보자. 행복한 사람은 가진 것을 생각하고 불행한 사람은 못 가진 것을 생각한다. 행복하기 위해서 가진 것을 생각하자. 감사와 행복은 상황보다 관점에 영향을 더 많이 받는다.

감사는 낙담의 늪을 벗어나는 데 도움이 되는 무척 간단한 방법이다. 부정적인 상황과 관점에서 발생하는 불안과 걱정을 사라지게

한다. 감사는 세로토닌 분비를 도와주어 부정적인 상황을 극복하는
데 도움이 된다.

인생을 살다 보면 불리한 것이 꼭 나쁘지만은 않다. 운동선수들
이 훈련할 때 모래주머니를 차면 불편하고 불리하게 느껴진다. 하
지만 모래주머니를 떼면 폭발적으로 달릴 수 있다. 불리함 탓에 포
기하고 주저앉으면 문제지만 극복한다면 인생에서 도약하는 계기
가 된다.

그저 생긴 대로 살면 된다. 태어나면서 주어진 것으로 차별하거
나 우월함을 느끼는 것은 자신을 해치는 생각이다. 인종 차별주의
자에게 맞서 동등한 대우를 주장하기보다 검은 것이 그대로 아름답
다는 선언 의식은 혁명적인 사고의 전환이다. 돈이 많고 집이 크다
고 행복한 것이 아니다. 생각을 바꿔야 한다. 자신에게 주어진 것에
서 좋은 점을 발견하고 감사해야 한다.

케이크 한 조각도 서로 나누어 먹으며 가난하지만 행복한 가정
을 꾸리던 목사님이 있었다. 어느 날 목사님이 큰 교회로 부임을 했
다. 그러자 목사님과 사모님의 생일마다 선물과 케이크가 여러 개
씩 들어왔다. 목사님의 자녀들은 어느새 케이크를 조금씩만 먹고
버렸고 선물에도 감사가 없어졌다. 감사를 잃어버린 아이들이 안타
까웠던 목사님은 케이크나 선물이 들어오면 제일 작은 것만 남기고
나머지는 모두 가까운 고아원과 어려운 가정에 보냈다. 그러자 아

이들이 다시 일상의 기쁨과 감사를 찾았다고 한다.

흔히 혼자 살면 외롭고 둘이 살면 귀찮다고 한다. 혼자 살 때는 싱글 라이프를 만끽하고 둘이 살면 더불어 사는 삶에 만족할 줄 알아야 한다. 건강하게 살 때는 열심히 살지 않았으면서 죽을 때가 되니 산소 호흡기 달고 하루 더 살고자 발버둥 친다면 안타까운 일이다.

살 때 열심히 살자. 주어진 조건에 주인이 되어 살아야 한다. 가족, 지금의 상황, 현재 살아 있음에 모두 감사하자. 감사 목록을 매일 적을수록 스스로 사회와 연결되어 있다는 사실을 깨달아 사회 연결 지능이 높아진다.

인간은 사회적 존재다. 사회 연결 감각이 높을수록 더 많이 행복해지고 유능해지며 자신감이 생긴다. 게다가 감사를 많이 할수록 세로토닌 분비가 활발해져 수면의 질이 올라가고 집중력과 계획성, 학습 능력도 향상된다. 이처럼 감사는 불면, 불안, 우울, 강박의 특효약이다. 이미 가진 것에 감사하고, 앞으로 가질 것에 감사할 때 자신의 에너지가 바뀌고 결국 원하는 바를 이룰 수 있다.

불안증 자가 진단법

불안, 우울, 강박도 병이다. 다만 감기를 겁내지 않듯 불안, 우울, 강박도 병으로 이해하고 받아들여 치료하면 된다.

다음 항목 중 5개 이상의 증상이 2주 넘게 지속된다면 불안증을 의심해 봐야 한다. 다만 자가 진단 테스트로는 명확한 진단을 내리기 어렵기 때문에 반드시 전문의의 상담과 치료가 필요하다.

불안증 자가 진단표

증상	O	X
불안이나 걱정이 계속 이어지고 감정 조절이 어렵다.		
항상 피로하고 집중이 안 된다.		
어깨와 목의 근육이 긴장된 상태다.		
자주 입이 마르고 맥박과 호흡이 빨라진다.		
땀이 자주 나고 얼굴이 붉어지고 심장이 두근거린다.		
손이 차고 끈적거린다.		
소화가 잘 안되고 설사와 복통, 빈뇨가 있다.		
쉽게 실망하고 우울해지며 우유부단하다.		
수면 장애가 있다.		

우울증 자가 진단법

우울증은 불안, 강박과 함께 오기도 하지만 따로 오는 경우도 있다. 무기력하고 의욕이 없다며 자책하기보다는 마음과 몸이 하는 말을 잘 듣고 충분히 휴식한다. 이후 상태가 좋아지면 차츰 활동량을 늘리면 된다.

다음 항목 중 4개 이상의 증상이 2주 넘게 지속된다면 우울증을 의심해 봐야 한다. 다만 자가 진단 테스트로는 명확한 진단을 내리기 어렵기 때문에 반드시 전문의의 상담과 치료가 필요하다.

우울증 자가 진단표

증상	O	X
일상생활이 재미가 없고 가치가 없다고 느껴져 무기력하다.		
하루의 대부분 동안 우울한 기분이 지속되고 반복적으로 죽음을 생각한다.		
잠을 계속 자도 피곤하다.		
불면증이 있다.		
식욕이 저하되어 살이 계속 빠진다.		
아무리 먹어도 허전함은 채워지지 않고 살만 계속 찐다.		
가만히 있어도 마음이 불안하고 초조하다.		
만성적인 피로와 집중력 저하로 힘들다.		

강박증 자가 진단법

주변이나 사회의 요구 수준에 맞추려 스스로를 다그치면 불안이 쌓여 강박 증상이 더욱 심해질 수 있다. 주위의 시선에 얽매이지 않고 나에게 맞는 속도로 인생을 살아가면 된다. 항상 자신을 위로하고 아껴 주자.

지난 한 달간 다음 표에 나오는 생각과 행동으로 하루에 어느 정도의 시간을 평균적으로 소모했는지 적어 본다. 특정 유형에 하루 2시간 이상 소모하고 있다면 강박증을 의심해 봐야 한다. 다만 자가 진단 테스트로는 명확한 진단을 내리기 어렵기 때문에 반드시 전문의의 상담과 치료가 필요하다.

강박 사고 자가 진단표

증 상	소모 시간
바이러스, 병균 등에 감염될 것 같다는 생각 때문에 괴롭다.	
사고나 사건, 죽음이 일어날 것 같은 생각 때문에 괴롭다.	
받아들이기 힘든 종교적인 혹은 성적인 생각 때문에 괴롭다.	
다른 사람이나 물건을 만지고 싶은 충동을 느낀다.	
집이나 회사 등에 화재 또는 수해가 나거나 도둑이 들 것 같은 생각 때문에 괴롭다.	
차를 운전하다가 부주의로 교통사고를 낼 것 같은 생각이 든다.	
나 때문에 어떤 질병이 전염되어 퍼질 것 같은 생각이 든다.	
소중한 무언가를 잃어버릴 것 같은 생각이 들어 괴롭다.	
실수나 부주의로 사랑하는 사람에게 해를 끼칠지도 모른다는 두려움이 든다.	
가족이나 사랑하는 사람을 해칠 것 같은 충동이 든다. 혹은 다른 사람을 해칠 것 같은 충동이 들어서 힘들다.	
부적절한 성관계를 가질 것 같은 생각이 들어서 힘들다.	

강박 행동 자가 진단표

증 상	소모 시간
지나치게 자주 씻거나 치우는 행동을 반복한다.	
물건을 정렬하거나 정확한 순서대로 나열하는 데 집착한다.	
문, 전등, 수도, 가스 등의 상태를 반복해 확인한다.	
지나치게 여러 번 계산하거나 정리하는 행동을 한다.	
필요하지 않은 물건을 계속해서 모으거나 불필요한 물건을 버리지 못한다.	
한 가지 행동을 자신이 만족하는 횟수가 될 때까지 반복한다.	
병에 걸렸을 것 같은 걱정 때문에 자신의 신체를 반복해 살핀다.	
불길한 사건과 관련된 상징적인 숫자나 색깔, 이름 등을 피하고자 한다.	
자신의 언행에 확신을 갖지 못하고 질문을 반복한다.	
읽거나 쓰는 행동을 지나치게 반복한다.